100문 100답

우 울 증

New York University
School of Medicine
Ava T. Albrecht, MD

New York Medical College
Charles Herrick, MD

르네스병원 정신과 전문의
김 진 옮김

圖書出版 하나醫學社

100 Questions & Answers About Depression

by Ava T. Albrecht, MD & Charles Herrick, MD

ORIGINAL ENGLISH LANGUAGE EDITION PUBLISHED BY

Jones and Bartlett Publishers, Inc.

40 Tall Pine Drive

Sudbury, MA 01776

아낌없는 지원과 참여를 해준 우리의 배우자,

죠셉 그리고 안나 크리스티나에게

이 책을 바친다.

우울증 환자를 관찰하고 그들의 이야기를 기술해준

앤 스미스 그리고 앤서니 샌손에

특별한 감사를 드린다.

역자 서문

나는 "마음 편안하게 먹고, 용기를 내라"라는 말을 별로 좋아하지 않는다. 생각하기에 따라 세상이 다르게 보일 수 있다는 것, 스스로에게 거는 자기 암시에 의해 결과가 상당히 달라질 수 있다는 점을 모르는 바는 아니지만, 그것이 말처럼 그렇게 간단한 일은 분명히 아니기 때문이다. 몇 마디 격려로 정말 마음이 편해지고 용기를 낼 수 있다면 얼마나 좋을까. 하지만 그런 놀라운 일은 생기지 않는 것 같다. 나는 지금껏 정신과 의사로 진료를 해오고 있지만 따뜻한 격려만으로 우울증을 치료할 수 있는 방법을 알지 못한다.

여러 연구들을 통해 알 수 있듯이 우울증이 전적으로 마음의 문제로만 돌릴 수 있는 문제가 아니라는 것은 분명하지만, 우울증을 겪고 있는 많은 사람들이 스스로에 대해 '능력이 부족한' '마음을 조금만 편히 가지면 될 것을 그 간단한 일 하나 제대로 못하는' '소심한 성격으로 민폐를 끼치더니 결국 또다시 가족에게 피해를 주는' 사람으로 이해하고 있는 것이 사실이다. 더 큰 문제는 적지 않은 사람들이 우울증에 빠져있는 상태에서 자신과 가족들에게 해가 될 수 있는 무모한 결정을 내린다는 것이다. 자신의 무능력을 한탄하며 직장을 그만두고 가족에게 미안하다며 이혼을 감행해 버린다. 이런 결정들로 인해, 생활의 스트레스가 증가되고 스트레스로 우울증이 더 심해지는 악순환의 서막이 오르게 된다.

그러므로 우울증을 치료하는데 있어 발병의 원인을 알고 약물 치료의 필요성을 이해하는 것은 꼭 필요한 일이다. 또한 증상의 치료 뿐 아니라 이차적인 문제의 발생을 예방하는 것 역시 매우 중요한 일이다. 하지만 "당신은 우울증을 앓고 있는 겁니다. 그리고 우울증은 당신이 나약해서 걸리는 것이 아닙니다"라고 환자에게 외쳐대는 것으로는 해결되는 것은 별로 없다. 환자 입장에서는 "마음 편안하게 먹고, 용기를 내세요"라는 말과 무엇이 다르겠는가? 나는 우울증에 대해서 그리고 그 치료 과정에서 생길 수 있는 다양한 상황에 대해 자세하고 세심하게 교육하는 것이 이런 악순환을 막는데 아주 좋은 방법이 될 수 있다고 믿고 있다. 그런 면에서 이 책이 도움이 되길 바란다.

이 책을 번역하는데 부족한 실력 때문에 많은 분들의 도움을 받지 않을 수 없었다. 특히 교정을 보아준 아내 은정, 번역에 도움을 준 박정우 과장님, 김 원 선생과 그의 아내 민은주 정신보건 간호사, 르네스 병원의 과장님들, 사랑하는 딸 하린 그리고 나와 함께하는 주말 야구 시합을 기꺼이 포기해준 아들 현우에게 깊은 감사의 말씀을 드린다.

2010년 김 진

차 례

제3부 : 위험 인자, 예방, 역학 *75*

제4부 : 치 료 *93*

추천 서문

어려운 정신의학적 주제를 일반 대중들에게 전달하려는 시도는 종종 지나치게 단순화되어 이루어졌다. 이 때문에 신문에서 실연 상담을 해주는 정도의 대중적인 심리학으로 변질되어 버리는 경우가 자주 생기게 되었다. 다른 한편으로는 전달이 너무 복잡해서 도저히 이해할 수 없는 것이 되어 버리기도 했다. 의학적 주제를 선정하고 이 주제가 가지고 있는 본래의 의미를 표현하며, 대중의 지적 수준을 충분히 배려하기란 매우 어려운 일이다. 그럼에도, 이 책의 저자들은 이런 목적을 놀라울 만큼 효과적으로 이루어냈다.

이 책의 접근 방법은 독특하다. 저자들은, 마음이 어떻게 작동되며 어떻게 문제를 일으키는지 이해하고 싶어하는, 일반인들이 궁금해 하는 일련의 질문들을 선정했다. 그 질문들은 "감정이란 무엇인가?"에서부터 "왜 내가 이 약물을 복용해야 하는가?"에 이르기까지 다양하며, 논리적인 순서가 있어, 더 복잡하고 임상적인 것으로 점차 진행된다. 또한, 당신은 저자들이 이 책 전체를 통해 일정한 기조를 유지하면서도 편견이 없다는 것을 알게 될 것이다.

이 책은 생물학과 심리학 양쪽 모두에 조화로운 관점을 일정하게 유지하고 있다. 저자들은 관념적이지 않고, 인간 고유의 복잡성과 그 복잡성을 개념화 하는 다양한 방법을 알고 있다. 그래서 이 분야에는 연구가 필요한 영역이 많다는 것을 인정한다. 신은 세상을 대학교의 학과들처럼 창조하지 않았다는 말이 있다. 이것이 정확한 개념은 아니지만, 마음과 신체의 차이를 고려할 때, 보다 합당한 말이다.

다시 한 번 말하자면, 이 책의 구성은 독특하다. 이 책은 장(Chapter) 과 주제(Topic)로 나누어져 있지 않고 일련의 질문들로 구성되어져 있다. 어떤 독자는 특정한 질문에 더 관심을 가지게 될지 모른다. 그러나 나는 대부분의 독자들이 정독을 통해 많은 도움을 받게 될 것이라 믿는다. 내 생각으로는, 이 책은 상당히 균형을 잘 유지하고 있으며, 논쟁적이지 않다. 우울증에 대해 관심 있게 공부하려고 하는 모든 사람들에게 자신 있게 이 책을 추천한다.

Robert Cancro, M.D., Med.D.Sc
Lucius N.Littauer Professor of Psychiatry and Chairman
New York University School of Medicine

저자 서문

[100문 100답]은 환자와 가족을 위해 다양한 건강관련 주제를 다루고 있는 출판 시리즈이다. 그러나 현재 이 시리즈의 상당수는 여러 가지 암의 진단과 그 외 신체적인 질환에 대한 것들이다. 하지만 우울증은 1차 진료기관에서 치료를 받는 사람의 거의 25%에서 발견되고 있다. 이 때문에 우울증이라는 주제를 가지고 책을 집필하는 것은 현명한 일인 것 같다. 이런 형식의 책을 쓴다는 것은 도전이면서 또한 보람이기도 하다. 많은 개념들이 설명에 포함되었는데 이들은 다소 추상적이어서, 신체 관련설명과 그 해부학적 해설이 명확한 신체질환처럼, 잘 맞아 떨어지지는 않는다. 그러나 우리는 아직 많은 것이 불확실한, 이해하기 어려운 주제의 전달을 잘 해냈다고 본다.

얼마 전까지만 해도 우울증과 정신질환을 앓고 있는 많은 사람들은 은밀하고, 신중한 태도를 보였다. 1980년대 말 푸로작이 소개되면서, 우울증의 치료는 현실적인 것이며 실체를 가진 선택권의 문제가 되었다. 역설적으로 항우울제는 역사상 가장 많이 처방되는 약물 중 하나가 되었지만 아직도 가장 잘못 이해되고 있는 질환 중 하나로 우울증은 남아 있다. 공포는 종종 오해에서 비롯된다. 우울증으로 진단 받거나 정신과적 약물을 처방받게 될 때, 미쳤다(제 정신이 아니다)라는 것을 받아들여야 한다는 불안과 공포가 흔히 나타난다. 이런 공포는 신체와 마음의 경계에 대한 혼돈이 계속되면서 아직까지 남아 있다. 정신과 뇌의 상호작용, 보편적인 사람의 감정과 병적인 감정의 차이, 우리가 감정과 행동을 잘 통제 할 수 있는 존재로 스스로를 이해함에 따라 질병이 개인의 책임으로 비롯된 것인지 아닌지에 대한 기본적인 가설에 의문이 제기됐다. 많은 사람들에게 있어 우울증은 의지박약을 암시하는 것으로 수치심을 불러 일으키는 원인이 된다. 이런 현상들은 정신과적인 관심을 받고, 의문을 해결하는 데 방해가 되고 부정적인 결과를 가져올 수 있다. 현대과학이 아무리 근절하려고 노력해도, 정신질환에 대한 부정적인 낙인은 아직도 우리 문화에 강력하게 남아 있다.

이 책을 쓰면서 우리들은 우울증으로 진단받은 환자 또는 그 가족들이 던질만한 질문에 대한 답변을 주고자 했다. 뇌에 대한 기본적인 정보부터 시작해서 우울증의 발병에 관여하는 뇌의 역할과 그 생물학적 토대에 까지 관점이 모아지길 기대한다. 이렇게 함으로써 우리는 이 책의 독자들이 자신의 병을 치료하는데, 감기 환자가 그러는 것처럼, 부끄러워하지 않고 더욱 힘을 낼 수 있게 되길 바란다. 물론 우울증의 발병에 있어 실제 생활환경이 중요하지 않다는 것은 아니다. 유전자는 아무것도 없는 진공상태에서 작동하는 것이 아니기 때문이다. 환경은, 강한 유전자의 영향아래서, 암, 고혈압, 또는 심장질환의 발병 가능성에 영향을 줄 수 있으며 정신 질환의 발병에도 영향을 줄 수 있다. 가족 중에 심장질환이 있는 사람은 심장에 스트레스를 주는 외부 요인을 조절하여 그 위험을 낮출 수 있다(예를 들면, 금연, 저지방 식사 등). 이와 마찬가지로 가족 중 우울증이 있는 사람 역시 뇌에 대한 스트레스 요인을 변화시켜 위험을 낮출 수 있는 것이다(예를 들면, 적절한 치료, 운동 등).

우리는 독자들이 궁금하지만 질문하기 두려워했던 많은 질문에 명확하고 사실에 근거한 답변을 주려고 노력했다. 어떤 질문에는 솔직하고 간단한 답변이 이루어졌지만, 다른 질문에는 그렇게 답변을 주지 못했다. 어떤 답변에는 의사들 사이에서도 서로 다른 의견이 있을 수 있다. 그러나 우리는 다양한 측면을 소개하려고 노력했으며, 궁극적으로는 독자가 자신의 치료 방법을 찾고, 치료를 계속 이어나가는데 충분한 정보를 얻을 수 있도록 했다. 독자의 질문에 충분한 해답을 주지 못한 부분도 있지만 현재 우리사회는, 자신의 의학적인 관심사에 대하여 활용할 수 있는 다양한 방법들이 있으므로 이런 방법들의 장점을 잘 활용하고, 궁극적으로 당신의 주치의에게 궁금한 것을 물어 필요한 정보를 얻길 바란다.

Ava T. Albrecht, MD
Charles Herrick, MD

전 기

[앤]의 사례

앤 스미스가 결혼하고 3년이 지났을 때, 그녀의 남편은 주요 우울증을 겪게 되었다. 당시 그녀는 1살짜리 아이가 있었으며, 출산을 앞두고 있었다. 그녀의 남편은 회복되었고 직장과 가족에 복귀하였다. 그러나 그는 치료약물 복용을 계속하고 있었고 정신과 의사를 정기적으로 만나 상담 받고 있었다.

앤의 딸이 13세 되었을 때, 심한 내과적 질환을 앓게 되었고 그 직후 우울증을 경험했다. 그녀의 우울증은 사춘기를 지나면서 더 악화되었으며, 의학적 치료 중재에도 불구하고 18세경 첫 조증 삽화를 경험하게 되었다. 그녀는 3개월간 정신병원에서 치료 받았다. 퇴원 후 2년간의 집중 치료를 받고 나서야 학업 복귀를 생각할 수 있게 되었다.

그녀는 계속해서 병과 싸우고 있으며, 앤은 그녀의 치료를 담당하고 있는 의사들과 긴밀히 의견교환을 계속하고 있다. 아직도 그녀의 독립을 위해선 특별한 지원이 필요하지만, 그녀는 병으로 인해 생기는 제약들을 극복하고 대학 생활로 복귀하였으며 자신의 한계를 시험하고 있다.

앤의 아들 중 한 명이 9세경 우울증의 징후를 보이기 시작했다. 그는 약물로 우울증 치료를 받았고, 치료에 빠른 반응을 보였다. 1년 안에 그는 약물 치료를 종결하고 일상으로 돌아왔다. 15세경 다시 우울증 증상이 나타났다. 몇 개월간의 치료 후에도 그의 증상은 더 악화되었고, 결국 정신과적 평가를 통해 양극성 장애로 진단받게 되었다. 그의 누나에 대한 과거병력을 알고 나서 의사는 그를 적극적으로 치료했고 치료가 진행되는 동안 약물 치료에 상당히 좋은 반응을 보였다.

이 세 명 모두 무기한으로 약물 치료를 받아야 할 것이다. 이들 가족들은 각각의 주치의가 보여준 헌신과 치료에 감사하고 있다. 그들은 치료를 받는 기간 동안 가족이 함께 지낼 수 있음에 고마워한다.

앤의 가족은 이 병을, 몇 세대에 영향을 미치는, 고통스럽고 무서운 여행으로 경험했다. 약물을 복용하고 있는 중에도 병의 악화와 호전이 반복되어 왔다. 약물의 역할은 병의 정도가 생활을 할 수 있는 범위 내에서 유지되도록 해준 것이다. 우울증과 자살의 가족력에도 불구하고 앤은, 세심하고 철저한 의학적 중재 그리고 가족과 친구들의 확고한 사랑과 지원으로 희망에 차있다. 그 결과 우울증으로 고통 받는 그녀의 가족은 삶의 충만함을 경험하게 될 것이다.

[앤서니]의 사례

앤서니 샌손은 1940년대 말, 한 마을에서 온 가족이 모여 사는 대가족의 일원으로 태어났다. 어릴 때부터 책벌레 별명을 들은, 그는 학업을 계속하여 역사와 외국어 학사를 취득했고 교육학과 역사학에서 Master degree(박사학위)를 받았다. 특히, 외국어를 지속적으로 공부하여 여러 개의 외국어를 구사하며 현재 외국어 교사로 일하고 있다. 그는 산책과 운동을 즐기며 독서하길 좋아한다.

그는 1974년 교사로 일할 당시 정신과 치료를 받기 시작했다; 그는 지금까지 치료를 받아오고 있으며, 우울증과 불안증 치료를 위한 약물을 복용하고 있다. 1993년 그는 고환암 진단을 받고 치료 받았으며, 이로 인해 우울증과 불안증이 더 악화되었다. 그는 아직도 그의 인생에 큰 정서적 충격을 주었던 암의 경험을 기억하고 있다. 질병의 진단과 치료에 의해 매우 힘들어하는 환자의 반응을 다루는데, 질병을 이겨낸 사람들의 경험은 매우 유용했다. 우울증과 불안증 증상들은, 현재 정신과적인 치료로, 그가 일을 하고 인생을 즐길 수 있을 정도로 잘 조절되고 있다.

제 1 부

기초편

- 감정이란 무엇인가, 그리고 우리는 왜 감정을 느끼는가?
- 생각(사고)과 느낌(감정)의 차이는 무엇인가?
- 뇌는 어떻게 행동에 영향을 주는 것이며, 감정 상태를 조절하는가?

그리고...

Q1 감정이란 무엇인가, 그리고 우리는 왜 감정을 느끼는가?

감정의 정의에 대해 누구나 동의할 수 있는 한 가지 의견은 찾을 수 없다. 감정이라는 단어를 정의할 때 많은 사전들은 "느낌" 또는 "기분"으로 언급하고 있다; 이것은 "느낌" "기분"이 무엇인지에 대한 의문을 또 다시 들게 한다. 감정이라는 현상을 연구하는 과학자들은 감정을 자신의 관심 영역에서 그 특성을 기술하고 있다. 그래서 감정의 정의는 과학자들이 생물학적, 심리학적 또는 사회적 토대 중 어떤 연구를 하고 있느냐에 따라 달라진다. 이는 당연히 감정에 대한 이해를 더 복잡하게 만든다.

역사적으로 마음이란 몸(육체)과는 별개로 존재하는 영혼의 한 부분으로 생각되어져왔다. 사실 [psyche]란 그리스어로 영혼을 의미한다. 뇌와 마음에 대한 과학적 이해가 이루어지면서 일부 과학자들은 마음을 소프트웨어에 뇌를 하드웨어에 비유하기도 했다. 하지만 실제로 이것은 그렇게 간단하지가 않다. 뇌 활동의 변화는 생각, 느낌, 지각 또는 행동의 변화를 동시에 동반하게 된다. 오늘날 학자들은 뇌와 마음사이에 명확한 경계가 없다는 것을 인식하고 있다.

뇌와 마음이 본질적으로 같은 것이라는 사실에도 불구하고, 이 둘의 경계를 구별하는 것은 일상생활에서 둘 사이의 실제적인 차이를 개념적으로 설명할 수 있게 해준다. 예를 들면, 둘 사이의 경계는 행동과 동기를 구별할 수 있게 한다. 행동과 동기를 구별하는 것은 매일 일어나는 사회적인 상호작용을 통한 타협을 돕는다. 예를 들면 줄지어 서 있다가, 발을 밟힌 상황에서 생기는 느낌을 생각해 보자. 통증의 감각이 생기고 곧바로 충격, 놀람 그리고 아마도 분노의 느낌이 생길 것이다. 이 느낌 뒤에 바로 상대방의 동기 또는 마음의 상태에 대한 평가가 이루어진다. 그 평가에 따른 행동은 감정에 의해 유도된다. 그러므로 감정은 우리의 몸이 어떤 방식으로 행동하게 만드는 역할을 한다. 행동이 취해지는 방식은 일반적으로, 어떤 개인이 살아남기 위한 가치를 가지게 된다.

그러므로 감정이 없는 것은 신체적인 통증이 없는 것에 비유할 수 있다. 주변 환경에 대한 감각의 마비가 있다면 이 문제로 인해 적절하게 상호작용하는데 문제가 발생될 수 있다. 분노, 기쁨, 슬픔, 공포 또는 사랑의 감정을 느낄 수 없다면 사람은 행동의 우선순위를 정할 수 있는 능력을 잃게 된다. 감정은 행동을 할 것인지 말 것인지를 결정하는데, 우선순위를 결정하는데 도움을 준다. 이런 능력이 없다면, 우리는 날마다 만나는 일들 속에서 무엇부터 먼저 해야 할지 몰라 쩔쩔매게 될 것이다.

Q2 생각(사고)과 감정(느낌)의 차이는 무엇인가?

감정 또는 느낌은 사고와 구별된다. 감정은 비논리적인 것 또는 인간의 동물적인 부분인 반면 사고는 논리적인 것으로 여겨진다. 분노, 기쁨, 공포 그리고 슬픔과 같은 강한 감정들의 결과로 항상 이익이 되는 행동이 나타나지는 않는다. 사고는 희망, 꿈 그리고 욕망에 정신적인 의미를 제공하고 선택에 대한 이유와 평가를 할 수 있게 해서 행동을 하기 전 결과에 대한 분석을 하도록 한다. 학자들은 경험과 임상적 관찰을 통해 사고, 느낌 그리고 지각이 통합된 총체이며 같이 공존하고 있고, 쉽게 따로 떼어 다룰 수 있는 것이 아니라는 것을 알았다. 그러므로 모든 사고는 긍정적 또는 부정적 감정

반응을 일으키며 이에 의해 우리 행동의 우선순위를 결정하게 한다. 신경학과 컴퓨터 과학 분야의 증거들이 이를 뒷받침 하고 있다. **신경학적** 연구에서, 뇌손상으로 인해 사고와 감정이 분리된 사람은 선택해야 할 목록에서 우선순위를 정하지 못하고 가장 단순한 목적을 이루기 위한 선택을 했다. 음식점을 선택하는 단순한 작업에서조차 다양하고, 서로 상충되는 선택 사항에 대해 비용–이익에 대한 끝없는 분석에 사로잡혀 결정을 내리지 못했다. 그러므로 감정은 사고가 의사결정을 내리고 미래의 목표를 계획하는데 필요한 부분이라는 것을 알 수 있다.

> ***신경학적 :***
> 뇌, 뇌간, 척수, 말초 신경을 포함한 모든 신경계통에 관련한 것.

Q3 뇌는 어떻게 행동에 영향을 주는 것이며, 감정 상태를 조절하는가?

감정은 여러 가지 뇌의 구성요소와 환경 사이의 복잡한 상호작용이며, 되먹임 회로(피드백)에 의해 환경은 뇌의 구조와 기능에 영향을 주고, 뇌는 행동을 통해 환경에 영향을 준다. 뇌는 2차선 도로라기보다는 다차선 도로이다. 이 도로는 다양한 환경적 정보(이들 중 일부는 우리의 의식으로부터 얻어질 수 있지만 상당수는 그렇지 않다)와 이 환경에 대한 반응으로 이루어져있다. 우리의 의식으로부터 얻을 수 있는 환경적 정보는 전형적으로 우리의 오감과 연관되어 있다: 시각, 후각, 미각, 청각, 그리고 촉각이다. 단순한 단어조차도 우리가 과거에 겪었던 경험과 관련한 수많은 **감정적 기억**들을 떠오르게 한다. 어떤 냄새 또는 노래는 과거에 있었던 관계 또는 상황을 회상 시킨다. 즉, 현재 벌어지고 있는 환경적 단서와 기억 사이의 연결은 뇌의 실질적인 구조적 변화에 의해 이루어지는 것이며, 사실 장기 기억은 이러한

> ***감정적 기억 :***
> 감각 경험으로부터 유발되는 기억.

구조적 변화 때문에 오랫동안 지속되는 것이다. 뇌는 컴퓨터가 아니라 일생을 통해 물리적 변화를 일으키는 역동적인 기관인 것이다.

감각의 입력은 대개 분명하게 이루어지지만, 많은 환경적인 입력은 무의식적으로 일어난다. 뇌는 항상 우리 신체의 내부적인 환경(영양, 화학적 상태, 혈압, 맥박, 체온과 호흡, 그리고 이에 대한 조절)을 모니터하고 있다. 또한 즉각적으로 드러나지 않는 방식으로 외부 환경을 모니터한다. 이런 무의식적인 입력은 늘 정확한 방식으로 감정적 상태에 영향을 주지는 않는다.

행동을 일으키는, 이런 입력에 대한 해석은 뇌에 영향을 주는 두 가지 중요한 요인에 의해 영향을 받는다. 이중 하나는 **유전자** 그리고 생물학적 환경이며, 또 하나는 과거 경험과 환경이다.

유전자 :
특정 단백질 또는 다른 유전자를 조절하는 DNA 배열.

신경구조 :
신경계통과 신경조직을 구성하는 구조.

신경생리 :
신경계통의 생리 또는 기능 그리고 활동을 연구하는 과학의 한 분야

신경학적 적응성 :
학습의 결과에 의해 신경이 자라고 변화하는 작용.

우울증 :
사고, 기분 그리고 행동의 변화를 보이는 의학적 상태.

비록 유전자가 행동을 유발하지는 않지만, 개체의 기질적 구조의 기초가 된다. 유전정보는 인간의 구조와 기능 모두를 구성하는 블록 역할을 하는 단백질을 만들어 낸다. 유전자는 **신경구조**를 만들고, 신경구조와 **신경생리**는 행동을 이끌어낸다. 한편 과거 경험은 말 그대로 **신경학적 적응성**, 개념화 과정을 통해 뇌에 새겨지게 된다. 신경은 학습과 경험을 통해 나뭇가지를 가지치기 하듯이 제거되고, 이런 반복 경험을 통해 뇌는 더 효과적이고 빠른 정보 전달 경로를 만들어낸다. 유전적 특성 그리고 발달과정의 경험에 의해 사람은 특정한 방식으로 환경에 반응하는 성향을 가지게 된다. 비록 이런 성향으로 인해 부정적 행동을 하게 만드는 경향이 생길 수 있고, 이 성향이 몇몇 형태의 **우울증**을 유발하는 숨은 기전일 수도 있다. 그러나 이것은 좀 더 빠

르고 효과적인 행동을 만들어내는 생물학적 단순화의 행동전략이다. 감정이 없다면 사람은 우선순위를 결정할 수 없다; 행동에 대한 우선 순위는 미리 만들어져 있는 템플릿과 연결되는데, 이것은 감정적인 경험과 **기질적** 특성(유전적 비유전적인 생물학적 효과들)에 기초한 경향이다.

기질적(구조적) :
성격, 성격적 경향을 만들어내는 생물 정신적 구성

뇌간 :
수면, 식욕, 혈압, 체온 그리고 호흡을 조절하는 뇌의 한 부분

기저핵 :
세 종류의 신경 세포로 구성되어있는 뇌의 부분으로 운동을 조절 한다

변연계 :
감정, 짝짓기 그리고 감정과 감정적 사건에 대한 기억에 중요한 역할을 하는 뇌의 부분

투쟁 또는 회피 :
당면한 위협에 대한 반응으로 나타나는 신체 반응.

내장 :
보통 직감과 관련된 신체적 감각; 논리보다는 직관에 관여하는 느낌이나 생각.

감정을 조절하는 뇌의 특정 영역을–또는 해부학적 영역–정의하는데 있어 그 영역의 구분은 명확하지 않다. 가장 오래되고 이해하기 쉬운(반드시 정확한 것은 아니다) 이론에서는 뇌를 세 영역 또는 세 층으로 나누었다. 가장 원시적인 것은 **뇌간** 그리고 **기저핵**이며 그 뒤로 **변연계**와 피질을 포함한 이성적(논리적)인 뇌가 있다. 첫 번째 존재하는 층은 자기–보호의 책임을 지고 있는 부분이다. 이곳은 지각된 위험에 대한 반응으로 "**투쟁 또는 회피**(fight or flight)" 반응을 만들어 내는 곳이다. 뇌간 또한 "**내장**" 또는 "식물적" 기능들(수면, 식욕, 성욕, 심장박동수, 혈압 등)을 만들어내는 곳이다. 변연계는(라틴어로 Limbus는 고리 또는 둘레의 의미인데 뇌간의 주변을 둘러싸고 있다) 분노, 공포, 사랑, 혐오, 즐거움, 슬픔과 같은 감정 또는 느낌이 만들어지는 보상 센터로 알려져 있다. 변연계는 또한 기억의 감정적 능력과 관련된 개인의 주체성과도 관련이 있다. 세 번째 대뇌 영역은 "논리적 뇌"로 간주되며, 상징적 언어를 만들어내고 읽기, 쓰기, 수학적 계산과 같은 지적인 과제를 수행할 수 있게 한다. 이런 신경해부학적 구분은 실제로 명확하게 구별되는 것은 아니며, 한 가지 체계가 다른 체계에 우선하는 것이 아닌, 통합된 전체의 기능으로 합쳐진다. 현대과학에서 뇌의 영역에 대해 "원시 대 진화" 그리고 "열등 대 우등"의 개념은

받아들여지지 않는다. 뇌의 구조는 계층적인 것이 아니라 서로 동등하다. 뇌의 기능은 군대의 명령 하달 체계와 같은 개념이라기보다는 오케스트라와 더 유사하며, 각각의 구성 요소들은 지휘자가 단지 "조직의 숨은 조력자" 정도인 교향악단에서처럼 역할을 수행한다.

Q4 정신질환이란 무엇이고 주요 정신질환이란 무엇인가?

정신질환 :
특정 병태생리는 모르지만, 사회, 학업, 직업 기능에 장애를 초래하는 비기질적 증상들로 정의되는 의학적 상태.

정신질환을 정의하기에 앞서, 질환(illness)의 개념에 대해 보다 철저히 이해할 필요가 있다. 의학이 발달함에 따라 질환(illness)이라는 개념이 질병(disease)이라는 개념으로 대체되었다. 객관적 증거를 찾고 증상을 없애는 쪽으로 의학의 방향이 잡히게 된다.

비록 질병을 이해하는데 도움이 되기는 하지만, 주관적인 증상은 집단적 특징이라기보다는 한 개체에서만 경험된 특성일 뿐이라서 본질적으로 믿을 만하지 못하다. 반면에, 여러 질병들과 그 치료에 관한 객관적이고 실험적인 접근 방법은 의학 발전에 지대한 공헌을 해왔다. 의료비는 치솟고 특정 질병의 치료 연구에 할당되는 돈은 점점 적어짐에 따라 확실한 결과가 보장되는 것에만 돈을 투자하게 되는 이른바 경제 논리가 적용된다. 돈은 한정되어 있으므로 명확히 정의되고 치료될 수 있는 질병에만 비용이 투자된다.

하지만, 인간이란 앓고 있는 질병으로만 설명될 수는 없는 존재이다. 다른 사람들과는 다른, 나름의 방식으로 질병을 경험하는 것이 인간이다. 질병(disease)에 걸렸다는 것은 질환(illness)을 앓는다는 것을 의미한다. 질환을 앓는다는 것은 주관적 경험인데 흔히 질병이라는 객관적 사실에 비해 덜 중요한 것으로 간과된다. 환자를 진료할 때, 의사들은 질병과 질환 두 가지 모두를 다루게 된다; 질병을 없애거나 조절하는 것은 그러한 치료의 일부이다. 다른 한편으로, 치유(healing)란 단지 질병을 없애는 것 이상의 무언가를 필요로 한다; 단지 질병의 제거 뿐 만 아니라 환자가 질환으로서 질병을 경험하는 것에 대해 이해가 필요한 것이다.

정신질환은 일반적으로 환자들의 주관적인 경험에 근거하기 때문에 정의내리기가 어려울 수 있다. 다행스럽게도 정신과 분야는 기술적 발전을 해왔으며, 지난 10년간 정신질환 치료에 이용되는 효과적인 치료법들이 비약적으로 늘어났다. 과학 이론들 덕택에 질병의 근본 원인들에 관하여 점점 더 많이 알게 되었지만, 불행하게도, 질병 개념의 타당성을 입증할 만한 임상적으로 유용한 객관적 증거들은 거의 없다. 이것이 바로 정신 질환이 환자들을 그토록 황폐화시키고 아직도 정신질환에 대한 낙인이 존재하는 지에 대한 이유가 된다. 다음의 두 가지 경우 환자의 서로 다른 느낌을 생각해보자. 여러 신체 증상 때문에 내과 의사를 찾아갔는데 검사상 아무 이상이 없어서 그 증상들이 "모두 신경성"이라고 할 때 느끼는 무력감과 반면에, 같은 증상들 때문에 정신과 의사를 찾아간 환자가 질환에 대한 의학적 설명을 듣고 그 증상들이 "전부가 신경성은 아니"어서 느끼는 안도감의 차이 말이다. 웹스터 사전에는 정신질환이란 "마음의 질병"이라고 되어 있으며 질병과 질환, 마음과 신체의 경계를 명확히 하기 위한 노력이 기술되어 있다. 그런 구분이 유용하긴 하지만, 정신질환을 앓고 있는 사람들에게는 수치심의 원인이 되거나 낙인이 될 수가 있다.

정신질환을 질병으로 생각한다면 환자에게 덜 모욕적이고(병이니까) "치료"로써 환자에게 도움과 위로를 줄 수 있다는 사실 하나를 위해서라도 그것이 낫다. 임상적 검증은 없다 할지라도 확실히 이러한 정의를 강하게 뒷받침하는 충분한 생물학적 증거가 있다. DSM-IV-TR(정신장애에 관한 진단 통계적 매뉴얼, 제4판, 개정판)에서 진단 기준을 정의한 것은 단지 각각의 장애(disorder)에서 개괄적으로 증상들의 목록을 나열했다기보다는 주관적 고통과 능력 장애라는 관점에서 그러한 증상들이 환자의 삶에 끼치는 영향을 나타내는 것이다. 이것이 정상과 정신 질환, 신체 질환을 구분 짓는 보편적인 포함 기준("내과적 문제나 독성물질에 의한 반응 때문이 아닐 것"이라는 보편적인 배제 기준과 함께)이다. 정상과 병적인 것의 차이를 정의함으로써 사고, 감정, 행동 장애를 정의할 때 객관성을 유지할 수 있다. DSM-IV-TR에 정의된 병들은 모두 정신질환 혹은 정신장애로 간주된다.

오늘날 대중문화 속에서 정신질환들의 유형을 구분하는 많은 용어들이 난무하는데, 이들 대부분은 진단에 따른 낙인과 수치심에 관한 이전의 논의에 근거를 두고 있다. 그러한 용어들의 일부를 보면, 행동장애, 뇌장애, 미세 뇌기능 장애, 신경쇠약, 신경증, 정신증, 공황장애, 우울증, 정신분열병, **인격장애**, 성격장애, 주요 정신질환, 소(小, minor) 정신질환, 그리고 "생물학적 원인을 가진 병" 등이다.

인격 장애 :
일생 동안 지속되는 부적응적인 행동 양상으로 기능장애를 일으킨다.

이러한 용어들 대부분은 누가 정의하느냐에 따라서 하나 이상의 의미를 갖는다. 정의하는 주체는 다음과 같다:

- 대중매체와 대중문화
- 치료비용을 부담하는 보험회사의 재정적인 책임에 영향을 미치는 정책
- 형사법정에서 정신이상으로 인한 무죄 여부를 판결하는데 도움을 주기 위한 사법제도
- 정신과 의사와 심리학자

먼저, 대중문화와 대중매체를 보면, 정신 질환은 "미쳤는지" 아닌지가 기준이 된다. 경찰이나 언론에서 볼 때 납득할 만한 동기가 없어 보이는 무시무시한 폭력이나 범죄가 일어났을 때, 흔히 "정신이상", "정신착란", "싸이코", "정신 질환자", "정신병자", "정신분열"과 같은 용어들이 사용된다. 이 상황에서는, 명백한 동기가 없다는 것이 "미친" 것이 된다. 일반 인구에 비해 정신 질환자들이 더 난폭하지는 않다고 아무리 주장을 한다 한들, 흉악범죄로 체포된 사람이 정신질환을 앓은 적이 있었는지를 지적하는 언론보도는 계속되고 있다. 이러한 용어들의 일부는 '정신분열병'처럼 DSM-IV-TR에서 특정 정신 질환으로 분류되어 있다. 일부는 법정에서만 결정할 수 있는 법률적 용어('정신이상'과 같은)를 포함하고 있다. 그러나 대중매체와 대중문화에서는 이 모두를 명백히 도덕적 의미를 포함한 경멸적인 용어들로 정의해버린다. 그렇기 때문에, 미쳤다 혹은 정신질환에 걸렸다는 꼬리표를 달기 싫어서 환자들이 정신과 의사를 찾지 않게 된다.

두 번째로, 정치적, 법률적, 혹은 경제적 의미에서의 정신질환에 대한 정의란 사람들이 정신질환으로 인해 불이익을 당하지 않게 하려는 것이다. 여기서 생물학적 원인, 행동 장애, 정신 이상이라는 용어가 나온다. 확실한 생물학적 검사가 없는 상황에서, 정신 질환을 정의하는데 필요한 행동이란 광범위하기 때문에 사회제도 내에서 남용될 가능성은 충분하다. 그 결과, 잠재적인 남용으로부터 개인과 단체를 보호하기 위해 법률적, 정치적 정의가 만들어졌다. 개인을 보호하려는 목적에서는 보험회사가 치료비를 지불하게끔 하기 위해 생물학적 원인을 가진 질병들이 정의되었다. 여기에는 DSM-IV-TR에 나와 있는 정신분열병, 주요우울장애, **양극성 정동장애** 등이 포함된다. 대신에, 보험회사의 관점에서는 행동장애란 생물학적 원인을 가진 것이 아니며, 따라서 개인의 책임이고 제3자가 치료비를 지불할 필요는 없는 것

양극성 정동장애 : 조증 혹은 경조증 삽화들로 정의되는 정신 질환으로 대개 우울증 삽화가 교대로 나타난다.

이다.

정신이상이란 법정에서만 결정할 수 있는 완전히 법률적인 정의이다. 현재 정신질환을 앓고 있다는 사실만으로 정신이상을 판정하는 것은 아니다. 정신분열병을 앓고 있는 사람이 단순히 경제적 문제로 가게에서 물건을 훔칠 수도 있는 것이다. 이런 경우, 정신과적으로 본다면 정신질환이고 대중언론의 관점에서는 "미쳤다"라고 표현되겠지만, 법정에서는 정신이상이라고 판정하지 않는다.

과학자들이나 의사들이 가장 관심을 가지는 정의는 세 번째 경우인 구체적 운용기준인데, 여기서는 정신행동 현상들을 특정 병인(원인), 진단적 증상목록(증상), 그리고 예후(결과)의 형식에 따라 체계적인 분류를 시도하고 있다. 정신 질환을 분류하고 이해하려는 시도는 의학의 역사만큼이나 오래되었다. 생물학적 원인, 심리적 원인, 사회적 원인 간의 구분이란 각 장애를 일으키는 개인적, 생물학적, 심리적, 그리고 사회적 요인들을 이해하려는 노력이 있을 때에만 의미가 있는 것이다. 그렇다고 정신과에 임의의 구분이 없다는 말은 아니다.

DSM-IV-TR에서 주요 정신질환과 인격 장애는 구분되어 각각 AXIS I과 AXIS II로 분류된다. 여기서 시간과 치료에 따라 호전이나 악화가 될 수 있는 주요 정신 장애와 일반적으로 지속적이고 생물학적 치료에 반응하지 않는 것으로 알려진 인격 장애 혹은 인격특성이 구분된다. 상태(states)는 변하지만, 특성(traits)은 변하지 않는다. 이러한 구분은 일반적 행동과 정신질환을 보다 명확하게 이해하도록 해주는 "유용한 가설" 중 하나이다. 상태와 특성의 구분이 모호하긴 하지만, 정신과에서 과거력에 초점을 맞추고 명확히 정의되고 치료될 수 있는 것들의 한계를 정하는데 그런 구분이 도움이 되어왔다. 과거에는, 인격 장애란 변하거나 치료될 수 없는 것으로 여겨졌다. 그러나 과학이 발전함에 따라 인격의 어떤 부분들은 시간에 따라 변화하고 치료에 반응하는 것이 밝혀졌다. 그러나 보험회사와 법정에서는 여전히 그 같은 구분을 하고 있는데, 이는 생물학적 원인이냐 행동장애냐 혹은 정신질환이냐 인격장애냐 하는 차이가 일반적으로 중요성을 갖기 때문이다.

Q5 DSM-IV-TR은 무엇인가?

DSM-IV-TR(정신장애에 관한 진단 통계적 매뉴얼, 제4판, 개정판)은 여러 정신 장애를 진단하는데 있어 기준이 되는 진단 매뉴얼이다. 주목할 점은, 서론에 몇몇 주의 사항들이 요약되어 있는 것이다. 첫째, 정신장애란 신체장애와의 구별을 의미하는데 이는 정신/신체 이원론이라는 구시대의 유물이다. 둘째, "'정신장애'에는 모든 상황에 다 적용되는 일관성 있는 운용 정의(operational definition)가 없다." 셋째, 사실상 어떤 장애와 다른 장애를 구분하는 절대적인 경계가 없음에도 독립된 진단군이 당연한 것처럼 받아들여지는데 분류적 접근방식의 한계가 있다. 넷째, 각 장애의 진단 기준을 안내지침으로만 이용해야 하며, 지나치게 엄격하거나 혹은 지나치게 탄력적으로 적용해서는 안 된다. 마지막으로, 매뉴얼의 목적은 주로 의사들, 연구자들 간의 의사소통을 원활히 하기 위한 것이지, "정신병(mental disease), 정신장애(mental disorder), 또는 심신 무능력(mental disability)이냐 하는 법률적 혹은 비의학적 기준에 해당하는지"를 알기 위한 것은 아니다(DSM-IV-TR의 서론과 주의 사항을 참고할 것).

이러한 주의 사항들을 명심하는 것이 중요한데, 의사의 진단을 의심 없이 받아들여서 실제로는 그렇지 않은데도 확진인 것으로 믿어버리기 쉽기 때문이다. 치료과정에서 새로운 정보가 얻어짐에 따라 진단과 치료 계획은 바뀔 수 있다. 또한, 앞서 언급한 주의 사항들 때문에 의사들 사이에 진단이 일치하지 않는 것도 흔한 일이다. 일반 사람들이 여러 진단 기준을 읽다보면, 자신에게 해당되는 항목들이 많아서 '나에게 이 병이 있는 건가?'하고 생각하기 쉽다. 전문 지식을 가진 숙련된 의사의 지도하에 많은 경험을 쌓은 후에야 비로소 정확한 진단을 내리고 이에 따라 효과적인 치료계획을 수립할 수 있을 것이다. 건강을 회복시키기 위한 치료계획을 세우는데 있어서 진단을 내리는 능력은 중요하다. **치료계획**이 실패했다면, 먼저 진단을 재고해야 한다.

치료계획 :
환자와 의사가 정신질환의 치료를 위해 시행하기로 동의한 계획

Q6 *화학물질들이 뇌에서 어떤 작용을 하는가?*

회백질 :
신경세포체들로 구성된 뇌의 일부로, 대뇌피질 같은 것을 말한다.

백질 :
긴 신경섬유들을 감싸고 있는 수초들(미엘린)로 구성된 뇌의 신경로.

뉴런 :
신경세포로서 세포체와 거기서 뻗어나가는 수상돌기, 축삭으로 이루어진다.

축삭 :
신경세포의 단일섬유로 전기자극을 통해 다음 뉴런으로 정보를 전달한

운동 피질 :
수의 운동과 직접적으로 관련되는 대뇌피질의 일부.

뇌는 **회백질**과 **백질**로 구성된 복잡한 기관이다. 회백질은 **뉴런**의 세포체들과 지지 세포들로 구성되고, 백질은 뉴런과 뉴런 사이를 지나는 **축삭**들의 긴 신경로로 이루어진다. 그림 1에 뉴런이 설명되어 있다. 뇌의 여러 영역들마다 다소 특수한 기능을 가진다. 예를 들어, **운동 피질**은 신체의 수의운동을 조절하고, 감각피질은 감각에 대한 정보를 처리한다.

뇌의 여러 영역들은 멀리 떨어진 곳 뿐만 아니라 가까운 곳들끼리도 서로 정보를 주고 받는다. 뇌의 백질에서 뉴런의 축삭을 통해 정보가 전달된다.

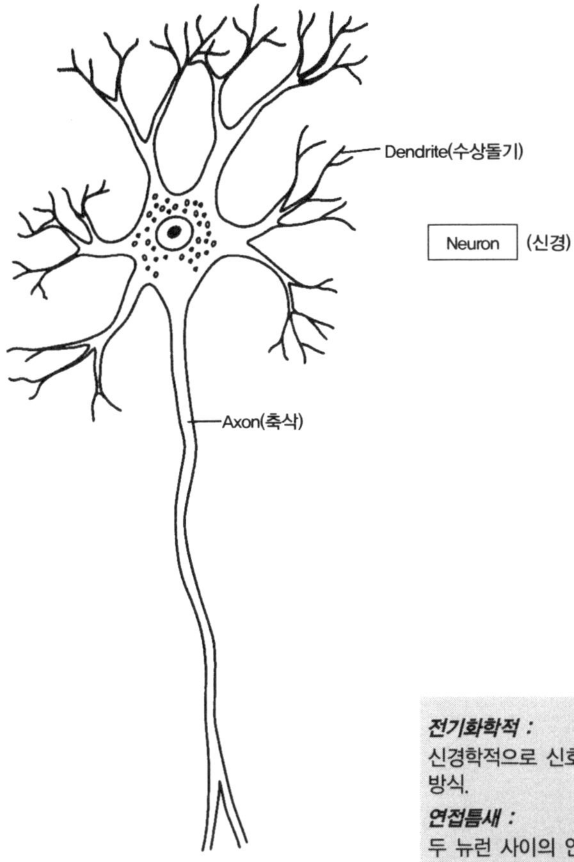

(그림 1)

> ***전기화학적 :***
> 신경학적으로 신호가 전달되는 방식.
>
> ***연접틈새 :***
> 두 뉴런 사이의 연결 부위로서 여기에 신경전달물질이 분비된다.
>
> ***신경전달물질 :***
> 신경세포에서 분비되는 뇌 속의 화학물질로서 수용체를 통해 다른 세포로 정보를 전달한다.

뇌는 수십억 개의 뉴런들로 이루어지는데, **전기화학적**으로 연결되어 있다. 즉, 신경이 흥분되면, 일련의 화학반응이 일어나고 이어 전기 자극이 생기는 것이다. 이 전기 자극이 긴 신경돌기인 축삭으로 전달되며, 흥분된 신경과 정보를 전달받는 신경 사이의 공간인 **연접틈새**로 **신경전달물질**이라고 하는 화학물질이 분비된다.

수용체 :
세포 표면의 단백질로서 여기에 화학물질이 결합하면 전기화학적 정보가 전달되고 세포가 어떤 작용을 일으키게 된다.

그림 2 신경전달물질들은 다음 신경의 **수용체**에 결합해서 흥분 또는 억제 작용을 일으킨다.

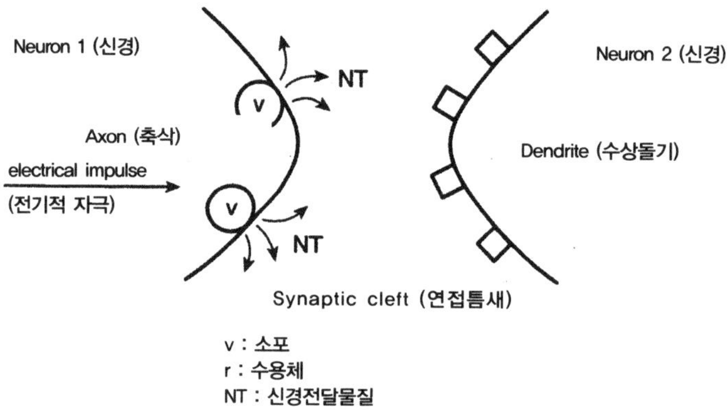

(그림 2)

신경전달물질과 수용체간의 상호작용은 열쇠와 자물쇠의 관계에 비유할 수 있는데 신경전달물질 혹은 "열쇠"가 수용체 혹은 "자물쇠"와 결합해서 "열리게" 되는 것이다. 이렇게 되면, 다음 신경 내에서 일련의 화학적 변화가 생겨서 신경이 "발화(firing)" 되기도 하고 안 되기도 한다. 그래서 뇌 활동이란 신경들이 각각 발화(firing) 혹은 비발화(not firing) 둘 중 하나인 상태에서 조직적으로 연결된 결과라고 할 수 있다. 그런 의미에서, 매우 복잡한 과정도 1 혹은 0 들의 배열로 시작되는 컴퓨터와 아주 흡사하다(개시 혹은 종료, 발화 혹은 비발화).

신경이 발화되어 연접틈새로 신경전달물질이 분비된 후에는, 신호를 중단시키기 위해 신경전달물질이 연접틈새에서 제거되어야 한다. 여기에는 두 가지 방법이 있다. 첫째는 또 다른 화학물질인 **효소**를 사용해서 제거하는 것이다.

효소 :
체내에서 합성된 단백질로 분자들의 분해와 생성에 관여한다.

둘째는 전달체 혹은 전달 펌프라는 특수한 화학물질을 이용해서 원래의 신경으로 다시 돌려보내는 것이다. 분비되었던 신경으로 화학물질이 되돌아가는 과정을 재흡수라고 한다. 신경전달물질, 호르몬, 약물, 혹은 마약 등 모든 정신활성물질들은 이런 단순한 기전을 하나 이상 포함하기 때문에 이와 같은 신경생리의 기초를 이해하는 것이 중요하다.

Q7 우울증이란 무엇인가?

우울증은 신체 뿐 아니라 생각과 감정에 영향을 미치는 질환이다. 수면, 식욕, 기력, 성욕 등에 영향을 주며 그 외에 다양한 신체증상이 나타날 수 있다. 우울증이 성격이나 덕성의 문제가 아니라 치료 가능한 질환이라는 사실이 점차 밝혀지고 있다. 슬픈 감정이나 "우울감"은 우울증에서 흔히 나타나는 증상이지만, 슬프거나 우울하다고 모두 우울증은 아니다. 정상적인 우울감과 임상적 우울증을 구분하는 가장 좋은 방법은 우울증이라는 용어를 포괄적이고 신체적인 의미에서 생각해보는 것인데, 감정과 인지기능을 포함한 다양한 신체영역에서 **생리적** 활동의 감소가 일어난다. 스트레스가 우울증의 유발 요인은 될 수 있지만, **스트레스**를 주는 일상적 사건만으로 우울증이 생기지는 않는다. 특정 집단에서 좀 더 위험성이 높기도 하지만, 누구나 우울증에

생리적 :
장기, 조직, 또는 세포와 같이 살아있는 존재의 기능과 활동에 관여하는 것.

스트레스 :
신체와 마음에 부정적 결과를 줄 수 있는 환경적 영향.

이환(율) :
특정 질병 과정이나 질환이 사회, 학업 혹은 직업 기능에 영향을 주는 것.
사망(율) :
질환 혹은 질병으로 인한 2차적인 죽음.
유병률 :
특정 질환에 대해 일정 기간 동안 발생한 환자수를 인구수에 대해 나타내는 비율.

걸릴 수 있다. 치료하지 않으면, 우울증은 수주, 수개월 혹은 수년간 지속될 수 있다. 많은 사람들은 재발을 경험한다.

다른 질환에서처럼 우울증에서도 **이환(혹은 이환율, morbidity)**과 **사망(혹은 사망률, mortality)**이라는 개념을 생각해볼 수 있다. 이환이란, 환자가 직업, 학업, 대인관계에서 겪는 기능장애의 결과를 의미한다. 우울증에서의 사망은 기능장애로 인해 2차적으로 자살을 하거나 사고로 인한 것이다(예: 자동차 사고, 불법약물의 사용, 영양결핍, 건강을 소홀히 하는 것).

우울증 환자의 대부분은 치료에 반응하므로 우울증 삽화를 단축시킬 수 있다. 환자는 이런 고통을 다른 누구도 겪고 있지 않으며 나만이 우울증을 앓고 있는 거라고 생각할 수도 있다. 그러나 우울증은 전 세계적으로 흔한 질환이다. 평생 **유병률**은 15% 정도이고 1년을 기준으로 봤을 때 미국에서 성인 인구 중 1,880만 명이 우울증을 앓는다.

1차 진료의사를 찾는 환자 중에 약 25%가 우울증을 앓고 있다. 우울증은 개인과 가족의 손실일 뿐 아니라 사회적으로도 상당한 손실이다. 많은 우울증 환자들이 치료를 받지 않음으로 해서 생기는 사회적 손실은 수백억 달러에 달하는데, 이는 부분적으로 직업 생산성이 감소되고 1차 진료기관을 과다 이용하기 때문이다. 주요 우울증 환자 중 절반 정도만이 전문적인 치료를 받는데 그 이유는, 스트레스를 받으면 누구나 겪을 수 있는 문제, 나약하거나 혹은 이차적 이득(다른 사람의 관심을 끌거나 보상을 얻기 위한)을 얻기 위한 시도 등으로 잘못 생각하는 경우가 있기 때문이다.

Q8 우울증의 원인은 무엇인가?

앤서니

우울증이 100% 유전되는 것은 아닙니다만, 가족 중에 우울증을 앓는 사람이 있는지 잘 모른다 하더라도 실제로는 가족력이 있는 경우가 많다고 생각합니다. 1970년대 초에, 나는 정체성에 대한 심한 불안으로 인해 정신과 의사를 찾아갔고, 약물치료를 받았습니다. 제대로 살아갈 수 있도록 도움이 필요했던 것입니다. 하지만 가족이나 가까운 친척 중에서 불안과 우울 증상으로 정신과 치료를 받았던 사람은 나 이외에는 없었습니다. 그 결과, 의사는 나에게 이름 지어질 수 있는 모든 병명들을 진단하였습니다. 그러나 무지하거나 낙인에 대한 두려움 등으로 인해 실제로 우울감이나 불안이 있어도 정신과 치료받기를 꺼려하는 가족들이 있을 거라고 생각합니다.

우울증의 원인은 명확치가 않다. 원인에 대해 말할 때, 폐렴균이 폐렴을 일으키고 담배가 폐암을 유발한다는 식으로 생각하는 것이 일반적이다. 현실적으로, 대부분의 질병에서 원인이 그렇게 명확할 수는 없다. 사실상, 담배가 폐암 발생과 확실한 연관이 있다고 밝혀지기까지는 장기간의 통계적 분석이 필요했다. 요즘에도 사람들은 이렇게 주장한다. “우리 할머니는 평생 동안 담배를 피우셨지만 90세까지 사시다가 노환으로 돌아가셨습니다. 담배가 암을 유발한다는 것이 맞습니까?” 정확히 말하면, 흡연은 여러 원인들 중의 하나에 불과하고 그러한 원인들이 함께 작용해서 폐암을 일으키는 것이다. 현재 대부분의 질병에서 그러하다. 의사들이 말하는 것이 실은 특정질환을 일으키는 원인이라기보다 발병 가능성을 높이는 위험인자들이다. 우울증은 복잡한 질환으로서, 발병 가능성을 높이는 수많은 요인들을 가진 질환이라 할 수 있다. 우울증에는 가족력이 있지만, 100% 유전되지는 않는다. 우울증의 가족력이 없는 사람에게서도 생길 수 있다. 원인에 대해 생각

생물학적-심리학적-사회적 모델 :
여러 정신질환들의 발병에 영향을 주는 위험요인들의 유래를 설명할 때 사용되는 모델.
화학적 불균형 :
정신질환을 앓고 있는 환자들의 뇌에서 일어날 것으로 생각되는 변화.

해보면, 수많은 내적, 외적 요인들이 발병에 영향을 준다. 일반적으로 사용되고 있는 소위 **생물학적-심리학적-사회적 모델**을 구성하는 것이 바로 이러한 원인의 다양성이다. 이 모델에서는, 우울증의 발병에 관계되는 생물학적, 심리적, 사회적 요인들이 고찰된다. 생활양식과 관련된 대부분의 질병들에 이 모델이 적용된다. 예를 들어, 심장 질환에 생물학적-심리학적-사회적 모델을 적용해보면, 생물학적 위험요인으로는 가족력, 고혈압, 콜레스테롤 증가, 동맥경화 등이 있고 심리적 위험요인은 A형 성격이나 스트레스 대처 능력의 저하 등이, 사회적 위험요인으로는 흡연, 식이 그리고 활동량 등이 있다.

생물학적으로, 우울증은 뇌에서 여러 신경전달물질의 농도와 활성의 변화가 관련되는데, 이를 흔히 **화학적 불균형**이라고 한다. 또한, 우울증은 흔히 가족력이 있어서 유전적 측면이 있을 것으로 생각된다. 내과적 질환 자체나 내과 약물도 우울증상을 일으킬 수 있다.

심리학적으로, 특정 성격유형들은 우울증에 걸리기 쉽다. 자존감이 낮거나 염세적인 사람들은 우울증에 걸릴 위험성이 더 높다. 불안장애, 정신병, 혹은 약물남용 등과 같은 다른 정신과 질환은 우울증의 가능성을 높인다. 사회적으로, 우울증은 배우자나 자녀의 사망, 실직 혹은 경제적인 어려움 등과 같이 많은 스트레스를 주는 일상 사건들과 연관이 있다. 그러나 신체적으로는 스트레스를 받더라도 일반적으로 볼 때 좋은 일이라고 생각되는 결혼, 출산, 이직이나 승진, 이사 등도 우울증을 일으킬 수 있다.

Q 9 어떤 화학물질들이 감정을 조절하는가? 우울증에서 생기는 화학적 불균형은 무엇인가?

수천가지의 화학물질들이 뇌기능에 관여하며, 이것들은 화학구조, 작용기전, **향정신성** 효과, 전구물질 혹은 치료 목적 등에 따라 여러 군으로 분류된다. 뇌에서 감정에 영향을 주는 화학물질들은 크게 세 가지로 나뉜다: 단백질을 구성하는 주성분인 단일 아미노산에서 만들어지는 신경전달물질; 아미노산의 작은 고리들로서 서로 연결되면 정신활성 효과를 나타내는 단백질을 형성하는 신경 펩타이드; 그리고 체내 여러 부위에서 생성되며 혈액 속으로 분비되어 정신활성 효과를 나타내는 호르몬이다.

> ***향정신성 약물 :***
> 일반적으로 뇌에 대한 생리적 효과로 인해 직접적으로 정신에 영향을 주는 약물들.
>
> ***생체아민 :***
> 뇌활동을 조절하는데 관여하는 신경계의 화합물군.
>
> ***세로토닌 :***
> 기분조절, 불안, 통각, 식욕, 수면, 성적 행동, 그리고 충동적 행동과 관련된 신경전달물질.
>
> ***노르에피네프린 :***
> 기분조절, 각성, 기억과 관련된 신경전달물질.

뇌에는 수백 종의 신경전달물질이 존재하는데, 이 또한 화학구조에 따라 몇 개의 군으로 구분된다. **생체아민**은 가장 잘 알려진 신경전달물질들로 도파민, **세로토닌** 그리고 **노르에피네프린**이 포함된다.

각각의 생체 아민은 뇌 속의 국소부위에서 생성되지만, 그 부위에 있는 뉴런들로부터 축삭을 통해 전 뇌에 걸쳐 광범위하게 퍼지게 된다. 이 세 가지 생체아민들은 모두 기분 조절에 관여한다. 예를 들어, 도파민은 뇌의 자연적 보상체계에 관계하며, 따라서 쾌락의 생성과 연관된다. 노르에피네프린은 아드레날린이라고도 하는 호르몬인 에피네프린과 관련이 있다. 아드레날린은 "황홀감"을 일으키는 모든 모험활동과 관련이 있다. 세로토닌은 정신과 영역에서 생명기능으로 알려진 수면, 식욕, 성욕 등과 관련되는 것으로 알려져 왔지만, 최근에는 기분과 불안의 조절에도 관여하는 것으로 알려지고 있다.

우울증에서 여러 다른 신경전달물질들의 역할에 관해서도 연구가 진행되고 있지만, 많은 연구를 통해 기분조절에 관련된다고 생각되어지는 중요한 세 가지 신경전달물질(혹은 화학물질)은 도파민, 세로토닌과 노르에피네프린이다. 그 증거는 기본적으로 다음 세 가지로부터 얻어진다: 첫째로 뇌에 작용하는 다양한 정신활성물질들의 생물학적, 임상적 효과에 대한 지식; 둘째로 사후 연구; 마지막으로, 동물 실험을 통해서이다. 몇몇 증거들을 살펴보면;

중추신경계 :
뇌와 척수의 신경세포들과 지지세포들.

트립토판 :
체내에서 단백질을 구성하는 20개 아미노산 중 하나로 세로토닌의 기본 구성 성분이다.

- 세로토닌의 결핍(고혈압 치료제 같은 다른 약물에 의한)은 우울증을 촉진시킬 수 있다.
- 극단적 방법으로 자살한 사람들에 대한 사후 연구에서 **중추신경계**의 세로토닌 농도가 감소했다는 증거가 있다.
- 항우울제는 뇌에서 도파민, 세로토닌, 노르에피네프린의 기능적 용량을 다양하게 증가시킨다.
- 항우울제 치료로 우울증에서 회복된 후에, 세로토닌의 전구물질인 **트립토판**의 전달을 차단하면 증상이 악화될 수 있다.
- 동물실험에서, 거의 대부분의 효과적인 항우울제들은 뇌의 도파민, 노르에피네프린, 세로토닌 수용체에 영향을 미친다.

우울증에서는, 연접틈새 내 생체아민들의 양이 충분치 못해서 다음 뉴런으로의 적절한 정보전달이 일어나지 않는 것으로 생각된다. 우울증 치료제는 전형적으로 연접틈새 내 도파민, 세로토닌, 혹은 에피네프린의 활성도를 직접적으로 증가시킴으로써 신경들 간의 정보 전달을 개선시킨다. 이것은 신경전달물질의 파괴를 막거나 혹은 재흡수를 차단함으로써 이루어질 수 있다. 그러나 이에 따라 파급 효과가 생기는데, 연접틈새 내 신경전달물질 양의 증가는 이러한 신경전달물질들을 받아들이는데 사용되는 수용체의 수뿐만 아니라 다른 신경전달물질들의 양에 영향을 미친다. 신체는 항상성을 유지하려 하기에, 신경전달물질과 수용체 사이의 균형을 맞추기 위해서 신경전달물질의 양이 증가하면 보상적으로 수용체의 숫자는 줄어든다. 이것을 신경과학에서는 하향조절이라고 한다. 하향조절은 대략 4~6주가 걸리는데, 항우울제가 완전히 효과를 나타내기까지 4~6주가 걸리는 이유에 대한 한 가지 설명이 된다. 기분 조절에 관계되는 여러 화학물질들 간에는 균형이 필요한데, 이렇게 본다면 우울증은 단순히 화학적 불균형으로 볼 수도 있다. 따라서 화학물질의 파괴를 막거나 재흡수를 차단하는 약물의 사용으로 균형이 회복된다. 단가아민 산화효소 억제제(MAOIs)는 화학물질들의 파괴를 막는 종류에 속한다. 흔히 쓰이는 세로토닌 재흡수 차단제를 포함한 다른 **항우울제**들은 세로토닌이나 노르에피네프린이 원래의 뉴런으로 재흡수되는 것을 차단함으로써 더 많은 양의 신경전달물질이 연접틈새 내에 남아 있게 한다. 게다가 몇몇 연구에서 정신치료와 같은 비약물적 치료를 할 때도 뇌에서 이와 유사한 변화가 생겼다는 보고를 하였다. "화학적 불균형"과 우울증은 동시에 나타나기 때문에 화학적 불균형이 원인인지 결과인지 현재로서는 확실치 않다는 것을 염두에 둘 필요가 있다. 그러므로 우울증이 약물치료 등에 호전을 보일 수 있다는 것은 놀랄만한 일이 아니며, "화학적 불균형"이란 용어가 어떤 치료방법이 더 낫다는 것을 말해주는 것은 아니다.

> ***항우울제 :***
> 임상적 우울증의 증상들을 완화시키는 목적으로 시판되는 약물.

Q10 정신의학과 심리학의 차이는 무엇인가?

역사적으로, 자연에 대해 관심을 가진 철학자들과 관련이 있기 때문에, 과학은 자연철학이라 불리는 철학의 일부로 여겨져 왔다. 심리학은 인간본성과 관련된 자연철학의 일부였다. 그 분야의 자연 철학자들은 주로 선악으로 구분되는 행위들에 관심을 가졌기 때문에, 심리학은 윤리(도덕)과학으로 간주되었다. 이것은 인간행동의 정상범주에 대해 고민하는 철학자들의 영역이었다. 반대로, 흔히 정신병리라고 하는 비정상 행동은 일반적으로 의사들의 영역이었다. 신경과 의사나 정신병원에 수용된 환자들의 내과적 치료를 담당하기도 하는 일반의들이 여기에 관여하였다. 정신 질환의 진단과 치료를 위한 특별한 교육 과정은 없었다. 따라서 특별한 교육에 의해서가 아니라 주로 그런 환자들을 임상적으로 접하면서 전문지식을 얻게 되었다. 실험 방법이 도입되어 과학과 철학이 분리되었을 때, 심리학 분야 또한 똑같이 실험적 접근 방법을 채택하기 시작하였다. 심리학은 대학에서 인간의 행동과 심리를 전공하는 학과로서 그 지위를 유지했다.

신경과 의사였던 프로이트는 환자가 머리에 떠오르는 데로 말하게 하는 이른바 **자유연상**이라는 치료법을 개발하고 기술한 최초의 의사이다. 치료자들은 주의 깊게 듣고 나서 여러 꿈들, 기억들, 환자와 관련된 이야기들을 종합해서, 숨겨진 **무의식**적 의미들에 따라 해석을 해주게 된다.

> ***자유연상 :***
> 사고의 검열을 억제하고 생각이 떠오르는 데로 말하게 하는 기법.
> ***무의식 :***
> 의식적 혹은 이성적으로 생각할 때는 이용되지 않는 잠재되어있는 행동의 동기로, 경험을 통해 생겨나게 된다.

이러한 해석을 통해, 환자는 통찰력을 갖게 되고 태도와 행동의 변화를 가져와 고통에서 벗어날 수 있게 된다. 프로이트는 이 방법을 정신분석이라고 명명했다. 이것이 현대 정신치료의 시작이었다.

프로이트는 그러한 방법을 통해 정신질환 치료를 발전시켜 수용시설이 아닌 진료실에서 치료가 이루어지게끔 하는데 공헌하였다. 그는 또한 정신분석이 매우 특별한 교육과정을 필요로 하지만, 반드시 의사가 할 필요는 없다는 강한 믿음을 가지고 있었다. 그래서 단지 과학자나 철학자보다는 심리학자들이 임상가가 되는데 문호가 개방되었다. 그 이후로, 임상심리사 양성을 위한 대학이나 전문 대학원 과정이 늘어나게 되었다. 심리학과 학생들은 연구와 임상실습 중 선택할 수 있다. 보통 4년의 학부, 4년의 대학원 과정을 마치고 정신과 병원에서 상급 임상심리사의 감독 하에 1년간 임상경험을 하고 나면 임상심리사가 된다.

정신과 의사는 근본적으로 다른 교육 과정을 밟아 전문의가 되는데, 이는 일반의가 정신과 수용시설에서 환자들의 내과적 문제까지 담당해야 하는 것과는 다르다. 의대에서 인체 해부학과 생리학을 공부하기 시작한다. 의대를 졸업하고는 다른 과 의사들과 마찬가지로 1년간의 인턴 과정을 거치는데, 이때 정신과는 포함이 안 될 수도 있지만 내과와 신경과는 필수 과정이다. 인턴을 마친 후 4년간의 전공의 과정을 거치면서, 상급 정신과 의사의 감독 하에 다양한 환경에서 환자를 치료하게 된다. 정신과 의사는 다른 과 의사와 마찬가지로 약물을 처방할 수 있는 면허를 가진다. 그러나 전문 과목의 특성상 정신질환을 치료하는 약물에 대해 정신과 고유의 전문지식을 습득하게 된다.

제 2 부

진단편

- 우울증의 증상들은 무엇입니까?
- 우울증은 어떻게 진단되나요?
- 우울증에는 어떤 것들이 있나요?

그리고...

Q 11 우울증의 증상들은 무엇입니까?

■ 앤서니

사람들은 증상을 모를 가능성이 있습니다. 사실 도움을 받기 위해 증상을 인식해야할 필요는 없습니다. 의사가 당신에게 무슨 일이 일어나고 있는지 그리고 우울증에 부합하는지 구별하고 규정하는데 도움을 줄 것입니다. 증상은 감정적일 뿐 아니라 신체적인 증상도 포함하는데 불면, 지나친 걱정, 식욕부진, 행동/활동력의 변화, 배변 습관의 변화 등입니다. 내가 우울할 때, 다른 사람들이 나를 성가시게 하는 것이 싫고 친구들과도 떨어져 지내려고 했습니다.

우울증의 증후와 증상은 다음과 같다.

- 슬픔 또는 과민성
- 과거에 즐겼던 활동에 대한 즐거움 상실
- 활력 상실
- 집중의 어려움
- **불면** 또는 과도한 수면
- 피곤
- 잘 설명되지 않는 신체증상 (예; 두통, 허리통증, 위장장애)
- 성욕 감소
- 식욕의 변화 (증가 또는 감소)
- 절망감, 무력감 그리고/또는 무가치함
- 자살사고 또는 자살 시도

불면증 :
잠들기가 어렵고, 한 밤중 또는 이른 새벽에 잠에서 깨는 것.

위의 증상들이 2주 이상 지속된다면 임상적인 우울증일 수 있다. 나타나는 증상이 많아질수록, 특히 슬픔 또는 과민성이 있다면, 우울증의 가능성은 더 높아진다. 자살 사고가 있는 경우, 특히 절망감이 같이 나타나는 경우에는 즉각적인 평가가 이루어져야 한다. 위의 증상 목록에서 알 수 있듯이 우울증 증상 중 상당수는 신체 증상이다. 우울증은 마음의 상태만을 의미하는 것이 아니다 활력의 상실 그리고 피곤함은 직장, 학교 그리고 가정에서의 활동을 어렵게 한다. 어떤 사람들은 **정신운동성의 지체**를 보이며 이 상황에서는 움직임이 적고 느려진다. 대개 증상은 아침에 더 나빠지고 밤에 나아지는 변화를 보일 수 있으며 그 반대의 경우도 있을 수 있다.

정신운동지체 :
우울증에서 흔히 나타나며, 거의 모든 행동이 저하된 상태를 말한다.

우울증에서 다양한 신체 증상들이 나타나므로 많은 환자들은 일차 의료기관의 진찰을 받게 된다. 내과적 상태를 배제하기 위한 신체 관련 검사가 우선되어야 하는 것은 분명하지만, 우울증 역시 가능성 있는 상태로 고려해야할 필요가 있다. 흔히 의사들은 우울증에 대한 고려를 하지 않는다. 환자는 기분에 대한 질문을 받거나, 우울증의 가능성에 대한 질문을 받게 될 때 의사가 자신의 증상을 "신체질환이 아닌 신경성-all in their head"으로 생각한다고 여기고는 흥분하게 된다. 사실 우울증은 실제로 신체 증상을 유발하는 의학적 상태이다. 우울증의 치료가 이루어지면서 신체 증상 역시 나아지게 될 것이다.

Q12 우울증은 어떻게 진단되나요?

우울증의 진단은 정신과적, 심리학적 평가를 통해 내려지게 된다. 평가에는 현재 그리고 과거 증상에 대한 검토, 정신과적, 내과적 과거력, 가족력, 사회적 이력 그리고 약물 사용의 과거력 등이 포함된다. 이에 더하여 현재 **정신상태**에 대한 평가가 있다. 비록 우울증을 진단하기 위한 검사나 시술은 없지만, 어떤 경우에는 우울증의 원인이 되는 신체적 상태를 확인하기 위해 검사가 시행되기도 한다. 의사는 가족들로부터 또 다른 정보를 얻으려고 할 수도 있다. 증상, 과거력, 정신상태를 기초로 하여 진단이 내려지게 된다. DSM-IV-TR에서는 주요 우울증의 증상을 다음과 같이 정의하고 있다.

정신상태 :
인지기능 감정적 기능에 대한 간략한 기술.

과수면 :
각성을 유지하기 어려운 상태. 과도한 수면.

정신운동항진 :
과도한 행동 또는 끊임없음 움직임. 매우 불안한 상태, 조증 상태 또는 중독 상태에서 보일 수 있다.

1. 거의 하루 종일, 거의 매일 지속되는 우울한 기분
2. 활동에 대한 흥미와 즐거움의 상실
3. 유의한 정도의 체중 감소(다이어트는 아님) 또는 체중 증가 또는 식욕의 변화
4. 무가치함 또는 부적절한 죄책감을 느끼는 것
5. 집중력의 감소
6. 불면 또는 **과수면**(과도한 수면)
7. **정신운동 항진**[1] 또는 지체
8. 피로감 또는 에너지의 상실
9. 죽음에 대한 반복적인 생각 또는 자살 사고

위 증상 중 적어도 1번 또는 2번은 나타나야 하지만 모든 증상이 있어야 하는 것은 아니다. 나타나는 증상의 개수로 주요 우울장애의 진단을 내릴

1 역주) 정신운동항진 : 양극성 장애의 조증이나 경조증에서 흔히 나타난다. 행동의 정도가 정상적인 범위를 넘어선 상태를 말한다. 상당히 활기차 보이지만 실제로 목적을 달성하는 경우는 드물다.

기분부전 :
만성적이고 경한 수준으로 나타나는 우울 증상
양극성장애 우울증 :
양극성 장애의 경과 중 나타나는 우울증 삽화
자율신경 :
호흡, 혈압, 심박동수, 체온, 수면, 식욕, 성욕 등과 같은 불수의적인 과정과 관련된 신경계
경조증 :
경한 형태의 조증 증상
조증 :
빠른 사고, 수면 감소, 과도한 행동, 충동조절의 어려움과 함께 나타나는 기분의 항진을 특징으로 하는 상태

수 있다. 진단을 내리기 위한 또 하나의 특징은 기능적인 능력의 저하이다(학업, 직업적 또는 사회적). 주요우울장애 이외에 다른 형태의 우울증에는 **기분부전**장애, 양극성장애의 우울증이 있다. 기분부전장애는 만성적이며 "경미한"우울증이다. 그러나 만성적인 경과로 인해 상당한 무기력에 빠지게 할 수 있다. 이것은 주요우울증에서 보이는 **자율신경**관련 증상과는 별 연관이 없다. **양극성 장애에서의 우울증**은 양극성 장애 또는 조울증이라고 불리는 질환의 우울한 단계이다. 이 우울증의 양상은 주요 우울장애의 양상과 같다. 그러나 이전에 조증 또는 **경조증** 삽화[2]가 먼저 나타난 과거력이 있다. 평가의 한 부분으로 의사는 **조증** 과거력을 알아보는데, 양극성 장애에서 나타나는 우울증의 치료에 영향을 줄 수 있기 때문이다.

Q13 우울증에는 어떤 것들이 있나요?

우울증에는 몇 가지 형태가 있다. 우울한(또는 과민한) 기분 또는 당연히 즐거움을 느낄 수 있는 활동에서의 흥미 상실은 모든 형태의 우울증에서 보이는 특징이며, 모든 형태의 우울증은 기능의 손상을 유발한다. 증상의 차이는 어느 정도 있지만 그 치료에는 약간의 차이만 있다. 우울증의 종류는

2 역주) 삽화 : 정상적인 기분 상태와 확실히 구별되는 기분 변화가 있어야한다. 또한 일시적인 기분의 변화를 의미하는 것이 아니라 하루 종일, 거의 매일 나타나는 기분이 우울증 삽화의 경우에는 최소 2주, 조정 삽화의 경우에는 최소 1주일 이상 지속되어야 한다.

다음과 같다.

- 주요우울장애
- 기분부전장애
- 계절성 정동 장애
- 양극성 장애의 우울증
- 달리 분류되지 않는 우울증

주요 우울장애에서는 "비전형적" "멜랑콜릭" "**산후**"과 같은 진단이 세분화 될 수 있다. 또 특별한 추가적인 증상을 기술 할 수 있다. 예를 들면, 비전형적인 주요울증 삽화에서 특징적인 식욕증가, 거절에 대한 예민함 그리고 사지의 무거운 느낌 같은 것이다. 멜랑콜리아[3] 우울증은 수면과 식욕의 저하 그리고 정신-운동 지체와 많은 관련이 있다. 또한 기분의 **일주기 변화**(diurnal variation)로 알려져 있는 현상-아침에 더 기분이 나쁘고, 저녁에 조금 나아지는-과 같은 특징도 나타낸다.

> ***산후 :***
> 출산 후 일정 시간 안에 일어나는 사건. 보통 출산 후 4주 이내이다.
>
> ***일주기 변화 :***
> 하루 동안에 나타나는 기분의 변화

주요우울장애와 기분부전 장애는 우울증의 가장 흔한 형태이다. 기분부전 장애는 더 만성적이어서 적어도 2년 동안 거의 하루 종일 지속되는 슬픔이 있다. 계절성 정동 장애에서는 우울증 증상이 주요 우울증과 같지만 특정한 한 계절(보통은 겨울)에서만 나타난다. 양극성장애의 우울증은 양극성 장애로 불리는 질환의 우울한 단계이다. 많은 경우에서 우울증 증상들은

3 역주) 멜랑콜리아 : 무쾌감증(즐거움의 상실)이 뚜렷하게 나타나고 식욕저하, 체중저하, 초조, 죄책감, 불면 등의 증상을 심하게 보이는 유형을 멜랑콜리아라고 한다.

DSM-IV-TR에서 기술된 진단기준에 맞지 않는다. 그러나 기능의 저하는 나타나게 된다. 이런 경우 달리 분류되지 않는 우울증으로 진단 내리게 된다. 비록 우울증의 형태에 따라 예후와 적절한 치료 방법이 달라질 수 있지만, 모든 형태의 우울증에서 약물치료, 상담치료에 반응을 보인다.

Q14 우울증을 진단하기 위한 혈액 검사 또는 다른 검사가 있나요?

우울증을 진단하기 위한 객관적인 검사는 없다. 몇 몇 검사들이 스트레스 호르몬의 정도나 뇌기능을 알아보기 위해 연구목적으로 이용된다. 이 검사들은 연구를 위해 이루어지는 것으로 임상적인 가치는 없다. 당신의 주치의는 갑상선기능저하증과 같은 우울증과 비슷한 증상을 유발하는 상태를 알아보기 위해 혈액 검사를 시행 할 수 있다. 혈액 검사 또는 심전도와 같은 감사들은 기본적인 검사로 시행되기도 하고, 몇몇 약물들은 우리 몸 특정 장기에 영향을 줄 수 있으므로, 약물을 처방하기 전에 사전 검사가 이루어질 수도 있다.

반드시 필요한 검사는 아니지만 평가에 대한 보조적 수단으로 다양한 척도, 자기보고 방식의 설문이 이용될 수 있다. 척도는 정량적 방식으로 우울증의 진행을 추적 평가하는데 유용할 수 있다. 포괄적인 진단 척도는 의사가 진단을 확정하기 전에 감별 진단 과정을 통해, 증상을 일으키는 다른 원인을 배제할 수 있도록 해준다. 이러한 척도들은 우울증 진단을 확실히 해 줄 수 있지만, 진단은 임상적인 진단 기준을 기초로 하여 이루어져야 한다. 이런 척도들은 연구에서 진단의 신뢰도를 높이고 타당성을 올리는데 유용하다.

Q15 우울증인지 일상생활의 문제에 대한 [정상적] 반응인지 어떻게 알지요?

일상생활에서 일어나는 스트레스 상황들은 정상적인 슬픔 뿐 아니라 우울증과 유사한 증상들을 일으킬 수 있다. 이런 증상들은 며칠 정도 지속된다. 가족의 죽음(사별)의 경우에 증상은 더 오래 지속될 수 있다. 그러나 이 반응은 정상적인 과정이다. 애도반응의 기간은 문화적인 차이에 따라 다양하다. 그러나 만약 증상이 사회적, 직업적 그리고 학업 기능을 저해하고, 증상이 2개월 이상 지속되는 경우, 특히 자살사고가 나타난다면 우울증의 가능성이 아주 높아진다. 이런 경우에는 전문가의 평가가 이루어져야 한다. 표1은 정상적인 슬픔과 우울증을 구별하는 개요이다.

표 1. 정상적인 슬픔과 우울증의 구별

증상의 정도가 더 심해진다.
증상의 기간이 더 길어진다.
외부 환경의 변화에 대해 별다른 변화를 보이지 않는다.
기능의 저하가 있다. (직업적/ 학업/ 가정)

비록 우울증이 생물학적인 원인에 의해 생기는 것이지만, 스트레스를 일으키는 사건들이 우울증을 일으키는 방아쇠가 된다. 어떤 사건들은 다른 사건들에 비해 더 스트레스를 일으키는 것으로 여겨진다. 이혼, 배우자의 죽음, 자녀의 죽음은 매우 심한 스트레스를 유발하는 것으로 알려져 있다. 그 외에도 결혼생활의 불화, 새로운 직장, 심각한 질환, 대학진학, 이사, 결혼, 아이의 출산 등이 있다. 간혹 몇 가지 가벼운 스트레스들의 누적이 우울증을 유발할 수도 있다. 한 때 우울증에는 다음과 같은 두 가지 형태가 있다고

생각되었다: 내인성우울증(내부로부터, 또는 "생물학적"요인에서 발생된 것) 또는 외인성우울증(환경적인 요인에서 발생된 것). 이러한 구분은 이제 더 이상 적용하지 않는데, 대부분의 우울증은 환경에 의해 유발되고 유전적 취약성으로 인해 발생하기 때문이다. 포괄적인 정신건강 평가에서 우울증과 관련한 전형적인 스트레스 요인을 확인하고, 스트레스의 양상에 따라 다른 치료 방침이 적용된다.(예를 들면, 가족치료, 부부상담, 집단 치료)

많은 사람들이 우울증에 대해 치료를 받지 않는 이유 중 하나는 우울증은 주어진 환경에 대한 정상적인 반응이라는 믿음이다. 슬픔은 여러 상황에서 일어나는 정상적인 감정이며 반응이다, 그러나 우울증은 신체 전반에 악영향을 줄 수 있는 상태이다; 치료하지 않고 방치할 경우 상당히 심각한 결과를 가져올 수 있다. 수면과 식욕에 악영향을 주며, 신체의 면역 기능이 감소하게 된다. 뇌졸중이나 심장마비로부터 발생한 우울증의 경우 회복이 더 어렵다. 약물과 알코올의 사용은 우울증의 위험을 더 높이고 우울증의 증상을 더 악화시키며, 기능 장애를 더 심하게 한다. 우울증을 치료하지 않았을 경우의 위험을 생각한다면, 우울증의 가능성이 있는 경우 정신과 상담을 받는 것이 최선의 방법이다.

Q16 나는 좋은 직업을 가지고 있고 사랑하는 가족이 있습니다. 어떻게 내가 우울할 수 있을까요?

■ 앤서니

실제 문제가 있는지 알기위해 당신의 일상생활에 대한 평가를 해보는 것이 필요해 보입니다. 또한 우울증의 원인이 되는 의학적 상태를 평가하는 것도 중요합니다. 정신과의사들은 일반적으로 우울증을 유발할 수 있는 내과적 문제가

있는지 알기 위해, 의학적(내과적) 검사를 의뢰하기도 합니다.

위에서 말한 것처럼 우울증은 전적으로 개인의 생활환경에만 영향을 받지는 않는다. 분명히 실직, 가족의 문제, 또는 대인관계의 어려움과 같은 스트레스 상황들은 우울증(삽화)을 유발할 수 있다. 그러나 뚜렷한 스트레스 상황이 없다고 해서 우울증에 안 걸리는 것은 아니다. 이것은 종종 다른 사람들이 당신을 이해하기 어렵게 만들 수 있다, 그들은 이렇게 생각할지 모른다. "무엇 때문에 네가 우울한데?" 우울증은 의지력 부족으로 보일 수 있다. 당신은 불행한 것에 대해 죄책감을 느낄 수 있으며 "나를 다시 일으켜 세워야 한다"는 생각을 하게 될 것이다. 이런 사고방식은 치료를 시작하지 못하게 방해한다. 말한 것처럼 명백한 외부의 스트레스가 없는 경우에는 "내적인"원인이 있다. 당신은 어떤 목적을 이루지 못한 것 같은 좌절감을 느낄 것이다. 당신과는 아무 관련 없는 사건들로 인해 공포와 불안이 생겨나고 이것은 우울증 증상을 일으키는 동력이 된다. 이들 증상은 치료과정에서 밝혀져 **회복**을 돕고 **관해**를 유지하는 유용한 통로가 된다.

회복 :
정신질환의 성공적인 치료 후에 증상이 없는 상태가 6개월 이상 지속되는 경우

관해 :
치료 6개월 이내에 정신질환의 모든 증상이 완전히 사라진 상태

Q17 *내가 겪고 있는 우울증의 원인이 되는 내과적인 상태가 있나요?*

많은 내과적인 상태에서 우울증을 동반할 수 있으며 내분비(호르몬)질환, 심장의 상태, 암, 비타민 결핍 등에서 나타날 수 있다. 대개 우울증은 다른 내과적인 질환과는 독립적으로 발생한다. 그러나 신체적인 징후와 증상이 우울증에서 전형적으로 발견되는 것과 다른 경우에는 우울증을 유발하는

신체적 원인을 배제하기 위한 내과적/신체적 검사가 이루어져야 한다. 이런 이유로 정신과의사들은 우울증을 유발하는 내과적 상태를 일상적으로 고려하며, 환자의 내과적 과거력을 평가한다. 정신과의사는 내과적 상태에 대한 선별을 위해 임상검사를 하거나 당신의(일차진료를 담당하는) 의사에게 평가를 위한 검사를 부탁할 수도 있다. 만일 내과적인 문제가 있다면 우울증이 생리학적으로 연관이 되어있는 것인지 아니면 단지 내과적인 질환과 같이 있는 것인지 구별하는 것은 어려운 일이다. 내과적 질환을 치료하는 것으로 우울증이 해결될 수도 있고 그렇지 않을 수도 있지만, 우울증에 호전이 있다면 이것은 생리학적 연관성이 있는 것으로 볼 수 있다. 비록 연관이 있더라도 우울증에 대한 치료는 여전히 필요하다. 우울증은 신체와 질병으로부터 회복하는데 부정적인 영향을 줄 수 있다; 그래서 내과적 질환과 동반하여 나타나는 우울증을 적극적으로 치료하는 것은 매우 중요하다. 예를 들면, 심장병에서 회복한 환자는 우울증이 있는 경우 더 움직이지 않는다. 따라서 이런 환자군에서는 우울증을 과거보다 더 적극적으로 치료하여야 한다(표 2 우울증과 동반되어 나타날 수 있는 내과적 질환 또는 상태).

흔히 우울증은 기존의 내과적 질환을 더 악화시키거나 또는 우울증 자체가 신체적 증상의 원인이 된다. 우울감과 불안은 신체적인 원인 없이 불편을 일으킬 수 있다. 간혹 증상을 겪고 있는 사람이 우울한 감정을 인정하지 않거나 우울감 또는 불안을 부정한다(아마도 정신적 질환에 대한 부정적인 생각 때문인 것 같다). 대신, 감정적인 고통은 신체적인 증상으로 나타난다. 이런 사람들은 증상에 대한 "내과적" 원인을 찾기 위해 여러 의사들을 찾아다닌다. 이런 경우 **기분장애**를 놓치게 되면 지속적으로 병의 상태에 놓이게 하고 생산능력을 저하시킬 뿐 아니라 과도한 건강관리 서비스를 받게 되는 결과를 초래한다. 항우울제 또는 적절한 치료를 받는 경우 흔히 신체적 증

기분장애 :
일차적으로 기분, 이차적으로 인지기능에 영향을 끼치는 정신질환

상이 호전을 보인다.

표 2. 내과적 문제와 우울증의 감별

내분비 - 갑상선기능항진증/저하증, 쿠싱병, 에디슨병, 당뇨
감 염 - 에이즈, 라임병, 간염
암 - 췌장암, 잠재(occult)암, 뇌의 암
신경계 - 치매, 파킨슨병, 뇌졸중
심장 - 관상동맥질환, 심부전, 심장마비
약물 - 고혈압 치료제, 스테로이드, 경구피임약

Q18 내가 우울감을 느끼지 않는데 왜 의사는 우울증이라고 진단을 내리나요?

■ 앤서니

일상생활이 침체될 수 있습니다. 내가 내과전문의를 만났을 때 의사는 나의 일상생활에 대해 물었고, 내가 그에게 한 이야기를 듣고 내가 우울한 것이 분명하다고 알려주었습니다. 나는 내분비 전문의가 매우 예리하고 통찰력이 있는 것으로 생각했습니다. 우울증은 언제나 전적으로 감정적인 상태로 경험되지는 않습니다. 비록 내가 항상 인식하고 있지 않더라도 나의 행동은 우울증과 일치합니다. 지난 두 달동안 내게 무슨 일이 있었는지, 그리고 나의 일상생활의 패턴은 어땠는지 돌아보면 내가 우울했었다는 것은 분명합니다.

우울증에 대해 죄책감을 갖거나 수치스러워하는 오해가 생기는 것은 증상으로서의 우울증과 질환으로서의 우울증을 혼동하는데서 생긴다. 사람들이 때때로 슬픔, 우울감, 위축감을 느끼는 것은 완벽하게 정상적인 것이다. 인생은 작고 큰 실망과 실패로 가득 차있다. 이런 일들은 모든 사람의 인생

과정에서 피할 수 없다. 이러한 느낌들은 정상적인 것이므로, 다른 사람들은 잘 회복하고 전진해가는 반면 이런 일들로 인해 무능력하게 된다는 것은 매일 일어나는 일들을 헤쳐 나갈 만큼 "충분히 강한" 상태가 아니라는 것에 죄책감을 갖고 수치심을 느끼게 되는 것이다. 사람들은 무능력한 느낌에서 벗어나고 피하기 위해 과도하게 일을 하기도 한다. 이런 경우 수치심은 더 심해지고 이에 압도되어 증상에 대한 부정, 사회적인 위축, 병의 악화, 자살 행동으로 이어지게 된다.

우울한 기분에 대해 단순히 부정하는 것 말고는 할 수 있는 것이 없을 때가 자주 있다. 이런 감정에 대한 부정은 상처받기 싫어서 스스로의 감정을 무의식에 가두어 버리는 것이다. 이 경우 종종 자신이 어떻게 느끼는지 아는 것은 한 번도 거울을 본적이 없는 사람이 자신의 코에 대해서 이야기하는 것처럼 어려운 일이 되어 버린다. 그러므로 우울한 사람보다도 가족과 친구들이 그 사람의 기분에 대해 더 잘 알아차릴 수 있다. 감정에 대한 부정이 항상 무의식적으로만 일어나는 것은 아니다. 질병이라기보다는 정신력이 약해진 것으로 받아들기 때문에 때로는 자신이 어떻게 느끼는지 의도적으로 무시하게 된다. 또는 외부의 사건에 완전히 사로잡혀 자신의 감정을 들여다 볼 수 없게 되어 버린다. 이처럼 사람들이 자신이 느끼거나 행동하는 양상을 항상 알고 있는 것은 아니다.

그러나 사람들이 의식적으로 부정하던, 무의식적으로 자신의 슬픔이나 우울을 알아차리지 못하던, 또는 외부의 사건에 완전히 사로잡혀 자신의 감정을 들여다 볼 시각을 상실했던 상관없이 임상적인 우울증에서는 증상을 명백히 드러낸다. 우울증은 슬픔을 느낀다는 단순한 사실에 의해서가 아니라 동시에 발생하는 여러 증상들이 모여 있는 것으로 나타난다는 것을 이해하는 것은 중요하다. 임상적인 우울증은 슬픔을 느끼는 것보다는 생리적,

경제적으로 그 활동력이 감퇴되는 것으로 나타나는 것이 더 흔하다는 것을 알아야 한다. 이런 증상들은 약화된(쇠퇴해진) 다양한 생리적 상태에 의해 생기게 된다. 집중력과 단기기억에 대한 악영향으로 인해 사고력은 쇠퇴해진다. 활동에 대한 흥미는 점차 느려져 사라져버리고 결국 가장 기본적인 일을 제외한 모든 것에 대한 의욕을 잃게 된다. 식욕도 저하되어 배고픔, 미각, 또는 음식에 대한 흥미도 종종 상실하게 된다. 때로는 역설적으로 체중이 증가되기도 하는데, 먹는 음식이 가장 즉각적인 보상이 되고, 보통 이런 음식은 대개 고지방이며 탄수화물로 된 것들이기 때문이다. 또한, 위장운동이 저하되어 소화불량과 변비가 생긴다. 활력이 떨어지면서 피로감을 느낀다. 수면도 영향을 받아 엉망이 되어버린다. 이런 모든 생리적 상태의 저하가 결국은 이전엔 즐겨했던 활동에 대한 흥미를 상실하게 만들지만, 슬픔을 느끼는 것과는 다르게 개별적으로 나타난다.

그러므로 슬프거나 우울한 느낌을 느끼지 않는 상황에서도 의사가 우울증을 진단하는 경우가 있다. 어떤 집단이나 연령대에서는 슬픈 감정을 느끼지 않는 우울증에 더 잘 걸리기도 한다. 예를 들면, 어떤 문화권에서는 기분을 표현하는 말이 없으며 그 대신 기분은 신체적 불편으로 간주된다. 나이가 들어가면서 자신의 기분을 알아차리는 능력 또한 감소하게 된다. 종종 노인들은 자신의 신체적인 능력에 너무 몰두하게 되어 신체적인 불편이 끼치는 영향을 알아차리지 못한다. 이런 상황 때문에, 많은 환자들은 내과의사의 치료가 실패한 후에 정신과의사를 찾아온다. 그들은 어떤 우울감도 호소하지 않으며 단지, 일상생활에서 즐거움을 주었던 활동을 못하게 만드는 신체적 불편에 대해 고통스럽게 이야기한다. 그들은 신체적인 상태가 너무 걱정이 되어 정원 손질, 골프, 독서, 낱말 맞추기, 또는 유행을 따라하는 것을 더 이상 할 수 없게 되었다고 말한다. 이런 경우에도 주관적인 우울감 없이 우울증이 진단될 수 있다.

Q19 양극성 장애란 무엇인가요?

양극성 장애를 앓고 있는 사람은 전형적으로 우울증과 다행감/과민한 기분(조증)이 교대로 나타나는 주기를 가지고 있다. 질문 13번에서 나열한 우울증 종류 외에 조증 또는 경조증의 상태 뿐 아니라 우울증을 나타내는 몇 가지의 기분 장애가 더 있다. 그 기분장애는 아래와 같다.

- 양극성 장애 I형
- 양극성 장애 II형
- 기분순환장애
- 달리 분류되지 않는 양극성 장애

조증 삽화는 최소한 4일 이상 지속되는 다행감(그리고/또는)과민한 기분으로 정의된다; 그 특징은 잠을 자지 않고, 사고의 과정이 급하고, 말이 많아지고, 자기과장 또는 과대한 사고, 그리고 과도한 목표 지향적 행동이다. 경조증에서도 같은 증상들이 나타나는데 다만, 그 심한정도가 덜하다. 조증 삽화의 경과 중에 있는 사람은 정신병적 증상을 나타낼 수 있고 입원이 필요할 수 있다.

양극성장애 I형에서는 최소한 1회 이상의 조증 삽화의 과거력이 있어야만 한다. 우울증 삽화의 횟수는 없거나 어느 정도 있을 수 있다. 전형적으로, 조증 삽화와 우울증 삽화가 번갈아가며 나타나고 그 사이에 정상적인 기분 상태가 나타난다. 그러나 이 주기는 그 순서나 빈도가 일정한 것은 아니다. 양극성장애 II형은 우울증 삽화와 경조증 삽화(조증이 아니다)가 번갈아 나타난다. 기분순환장애는 주요우울증 삽화가 아니라 경한 우울증 삽화가 경조증 상태와 교대로 나타난다. 달리 분류되지 않는 양극성 장애는 현재 기분장애가 있으나, DSM-IV-TR의 다른 진단 기준에 맞지 않는 경우에 진단된다. 어떤 사람은 우울증으로 나타나게 되는 데 이때는 이전에 삽화의 과거력이 있어야 진단될 수 있다. 그러나 종종 환자들은 과거의 삽화를 기억하지 못한다, 이와 같은 양극성 장애의 상태는 우울증에 대한 치료가 시작되고 나서야 깨닫게 된다.

20 남편은 우울해하면서도 기분의 동요가 있습니다. 조울증인가요?

기분의 동요는 종종 조울증과 같은 의미로 이해되고 있다. 그러나 "기분의 동요"가 있다는 것으로 그 사람이 조울증이라고 단정할 수는 없다. 많은 우울증에서 기분의 상승과 하락이 있을 수 있다. 이것을 구별하는 것은 중요한데, 조울증의 또다른 이름이 소위 말하는 양극성 장애이고(질문 19 참고) 양극성 장애에서 나타나는 우울증의 치료는 주요우울증의 치료와는 다르기 때문이다. 양극성 장애는 주요우울증보다는 적게 나타나지만 거의 1% 정도의 발병율을 나타낸다. 양극성 장애는 보통 가족력과 더 연관되어있고 병의 증상 또한 더 심하다. 주요우울증과는 다르게 양극성 장애에서 우울증은 환자의 생애에 최소한 한 번 이상의 조증 또는 경조증 삽화를 경험하게 된다. 비록 조증 또는 경조증을 경험하는 것을 "기분의 동요"로 자주 표현하기는 하지만 이 기분상태를 정의하는 정확한 기준이 있다. 기분의 동요는-하염없이 우는 것에서 과민해지거나 분노하는 것에 이르기까지-많은 사람들에게 다양한 의미를 가진다. 최근 연구에 따르면 주요 우울증에서 증상은 시간에 따라 매우 극적으로 나타날 수 있다. 이러한 증상의 다양성은 "기분의 동요"로 잘못 이해될 수 있다. 조증 또는 경조증 삽화는 수면 욕구의 감소(불면증과는 다르다), 과도한 자신감(**과장**), 빠른 말과 **언어압박**(끊임없

과장 :
자신 또는 자신의 생각이 실제보다 더 우월하다고 생각하는 경향
언어압박 :
계속해서 말을 하려는 욕구를 보이는 것이 특징이다.

이 이야기하려는 것), 다행감, 그리고 활동력의 증가와 같은 특징에 의해 엄격하게 진단된다. 증상의 기간에 대한 기준 역시 진단에 필요하다. 우울증 단독으로도 과민성과 분노와 같은 문제를 나타낼 수 있고, 두 가지 모두 마치 기분의 동요처럼 보일 수 있으므로 엄격한 진단기준을 적용하는 것은 중요하다. 만약 조증 또는 경조증의 삽화가 과거에 있었다고 인정이 되었다면 이는 진단에 반드시 반영되어야 하며, 이 때는 치료적인 접근과 항우울제 처방에 따른 문제까지 모두 달라진다.

Q21 항우울제 복용 후에 과민해지고 초조해졌습니다. 제 주치의는 "경조증" 상태가 된 것으로 생각하고 있습니다. 이것은 무엇을 의미하는 건가요?

조울증 또는 양극성 장애는 과거에 조증삽화(양극성 장애 I형) 또는 경조증삽화(양극성장애 II형)가 있었을 경우에만 진단할 수 있다. 간혹 기분장애의 첫 삽화가 우울증인 경우가 있는데; 이때는 우울증을 경험하고 있는 사람이 실제로는 양극성 장애를 가지고 있을 가능성이 있다. 이런 가능성은 양극성 장애의 가족력이 있는 경우라면 더 높아진다. 만일 우울증을 앓고 있는 사람이 실제로는 양극성 장애를 가지고 있다면 항우울제는 경조증 또는 조증을 일으키는 방아쇠 역할을 할 수 있다. 이런 이유로 조울증을 앓고 있는 사람이 항우울제를 복용할 때는 보통 **기분안정제**와 함께 처방된다.

기분안정제 :
우울증에서 조증으로 이행하는 것 같은 기분의 변화를 치료하고 예방하기 위해 사용되는 약물

그러나 항우울제 복용 후에 경조증 또는 조증의 상태가 되더라도 양극성

장애로 진단을 내리지는 않는다. 이런 반응은 양극성 장애가 아닌 우울증에서도 나타날 수 있다. 만일 당신이 조증의 반응을 나타냈다면 당신의 주치의는 항우울제를 중단하려 할 것이다. 과거 경조증이나 조증의 삽화를 놓친 것은 아닌지 확인하기 위하여 개인과 가족의 과거력에 대한 더 면밀한 조사가 이루어져야 한다. 항우울제를 중단하고 나면 경조증 또는 조증의 증상은 사라진다. 증상이 사라지고 나면 또다른 항우울제로 치료를 시도할 수 있으며, 다른 항우울제에 반드시 조증 반응이 나타나지는 않는다. 만일 조증 반응이 다시 나타나는 경우에는 기분 안정제를 같이 복용할 필요가 있을 수 있다.

Q22 저는 경도 우울증으로 진단 받았습니다. 더 빨리 회복된다는 의미인가요?

우울증에는 몇 가지 형태가 있다. 각각의 형태에는 특징적인 증상들이 있다. 우울증의 가장 흔한 형태는 주요우울증, 기분부전장애 그리고 양극성 장애에서의 우울증이다. 주요 우울증에는 나타나는 증상의 개수에 따라 경도우울증, 중등도우울증, 중증우울증으로 나누어진다. 경도 주요우울장애에서도 치료의 핵심은 중등도, 중증 우울증과 같지만 치료에 대한 **반응**이 반드시 더 좋은 것은 아니다. 분명히 요구되는 치료적 중재는 중증 우울증에서 보다는 그 강도에서 차이가 있다(예; 입원 또는 1주일에 2회 또는 그 이상의 치료 횟수). 기분부전장애 역시 경한 형태의 우울증으로 여겨지고 있다 그러나 그 경과는 더 만성화하는 경향이 있다; 그래서 그 회복 역시 분산되어 나타나는 주요 우울증보다 더 어려울 수 있다. 특히 기분부전장애를 가지고 있는 사람이 주요우울증 삽화를 같이 경험하게 되

> ***반응 :***
> 정신질환의 모든 증상이 사라진 것은 아니지만 최소한 50% 이상의 증상이 감소한 상태

> ***이중우울증 :***
> 주요 우울증과 기분 부전장애가 같이 동반되어 나타나는 상태.

는데(**이중 우울증**이라고 부른다), 이 경우 치료는 더욱 복잡해질 수 있다. 비록 기분부전장애는 그 이환율과 사망률에서 주요우울장애와는 다르지만, 기능의 저하를 유발하고 이로 인해 안녕에 영향을 끼치는 원인이 된다. 기분부전장애는 일반적으로 주요우울증에서와 같이 치료한다 그러나 기능저하의 수준에 따라 치료하게 되지만 치료적 중재에서 그 강도는 주요 우울증과는 다를 수 있다. 예를 들면, 기분부전장애에서의 입원치료는 대개 필요치 않다. 회복 시기는, 약물치료가 시작되고 나서 관해상태로 들어가는데 통상 4주에서 6주 정도가 걸리다. 정신치료로만 치료하는 경우에는 더 오랜 시간이 소요된다. 우울증의 형태로 앞으로의 예후를 알 수는 있지만 치료에 대한 반응의 의미를 갖지는 않는다. 예를 들면, 양극성장애에서의 우울증은 주요우울증보다 더 긴 유지치료 기간이 필요하다.

Q23 *저는 우울증으로 진단받았습니다. 가족과 친구에게 어떻게 말해야 하나요?*

■ **앤**

우울증과 관련한 낙인(편견) 때문에 주변 사람들에게 이 사실을 알릴 때 조심스러울 수 밖에 없습니다. 가족의 지원을 받는다는 것이 핵심입니다. 우울증 환자와 같이 살고 있는 가족들이 우울증에 대한 포괄적인 이해를 하고 치유과정의 한 부분이 되기 위해 치료자와 함께 노력해야 한다는 것이 아주 중요합니다.

■ **앤서니**

저는 우울증과의 투병에 대해 친구와 가족에게 상의하지 않았습니다. 가족들은 쓸데없이 놀라고 친구들은 "우울하지 않은 사람이 있나?" "그냥 스트레스

때문이야"라고 하며 무시했습니다. 누구에게 이야기 할 것인지를 결정할 때는 신중해야합니다. 우울증에 대해 미디어에서 광범위하게 다루고는 있지만 아직도 불신은 남아있는 상황입니다. 사람들은 당신이 기대한 것과는 다른 반응을 보일지 모릅니다. 당신은 우정의 진실함에 의문이 갖게 될지 모르고 이것은 또 다른 문제를 야기할 수 있습니다. 입원여부를 결정하기 어려운 상황이 아니라면 현재 상황에 대해 이야기하지 않는 것이 더 나을 수 있습니다.

우리사회에서 우울증에 대한 이해가 훨씬 넓어지긴 했지만 아직도 낙인(편견)은 존재하며 당신의 가족과 친구에게 현 상황을 어떻게 말해야 할지에 대한 고민이 있을 수 있다. 당신이 받은 우울증 진단에 대해 이야기하기로 결정을 내렸다면 다른 사람들이 당신을 어떻게 받아들일지에 대한 걱정이–감염질환, 심장병, 당뇨, 심지어 암이라고 이야기할 때보다–훨씬 더 많아지게 된다. 다른 질환에서와 같이 당신은 사생활에 대한 권리가 있다. 분명히 당신의 우울증에 대해 친한 사람에게 더 많이 설명해 줄수록 더 많은 지원을 받게 된다. 당신 자신의 개인적인 일을 공개하는데 신중한 것은 당연한 것이다; 우울증에 대해서도 역시 당연하다. 만일 당신이 가장 가까운 친구에게도 당신의 우울증에 대해 이야기 하지 않는다면, 수치심 때문에 당신에게 필요한 치료를 시작하고 그 치료를 잘 유지해 나가는데 문제가 생길 수 있다. 낙인은 당신에게 고통을 주는 것들의 뒤에 부끄럽게 숨어 있을 때 생기게 되는 것이다. 가까운 가족 그리고 친구는 당신이 생각했던 것보다 훨씬 더 많이 당신에게 도움을 주려고 할 것이다. 92번 문항에서 가족의 개입에 대한 논의를 더 다루고 있다.

Q24 우울증의 진단과 치료에 자격이 있는 사람은 누구인가요?

다양한 교육을 받은 많은 임상가들이 우울증의 진단과 치료에 자격이 있다. 어떤 치료자를 선택할 것인가는 필요한 치료, 약물에 따라 결정된다. 가정의학과의사 또는 내과의사는 우울증을 진단내리고 치료할 수 있으며 정신전문 간호사도 할 수 있다. 그러나 치료가 필요하거나 더 깊이 있는 평가가 요구될 때, 그들은 정신보건전문요원에게 의뢰하길 원할 수 있다. 대부분의 보험회사에서는 정신건강관련 서비스를 제공할 수 있는 사람을 정해놓고 있지만 간혹 제한을 받을 수 있다. 지역적 위치에 따라 이런 선택에 차이가 날 수 있는데 미국 내 일부에선 특정 의사가 부족하다(예; 소아청소년정신과전문의) 우울증을 진단하고 치료할 수 있는 정신건강전문요원은 다음과 같다.

- 사회복지사
- 임상심리사
- 정신전문간호사
- 정신과의사

정신보건전문요원을 선택할 때 가장 중요한 것은 적절한 자격증과 훈련을 받은 사람을 찾는 것이다. 어떤 전문적인 훈련이나 학위도 받지 않은 사람이 스스로를 전문가라고 할 수 있다. 우울증의 평가와 치료와 관련하여 어떤 훈련을 받았는지 문의해 보는 것은 적절하다. 위에서 언급한 전문요원의 자격증은 다음과 같다.

사회복지사

사회복지사는 평가, 진단 그리고 치료의 전반적인 범위의 서비스를 제공한다. 그들은 학부에서 사회사업 또는 다른 영역을 전공하고 졸업 후에 Master of Social Work(MSW) 또는 박사학위를 위해 대학원 교육을 받는다. MSW는 임상에서 사회복지사로 활동하거나 치료를 제공하기 위해 필요하다. 대부분의 주에서 임상사회복지사에게 면허증, 인증서 또는 등록을 요구한다. 졸업 후 교육과정은 2년 과정의 사회복지학, 심리학, 가족구조학, 소아발달, 진단학 그리고 아동 학대/방치로 구성되어있다. 이 2년의 과정 동안 자신의 흥미에 맞는 분야에서 인턴쉽으로 참여하여 일하게 된다. 마스터 과정을 마친 후에는 면허증 취득 시험을 보기 위해 직접적인 임상에서의 관리감독 기간을 거쳐야 하며 이는 주마다 차이가 있다.

임상심리사

임상심리사는 학부를 졸업하고 심리학 박사를 취득하기 위하여 몇 년간의 대학원 과정을 밟는다. 이 과정에는 통계학, 사회심리학, 발달심리학, 성격이론, 임상심리검사(성격 특성, 지적능력, 학습장애, 정신병리의 증거들을 평가하는 설문 검사), 정신치료기법, 정신약물학 그리고 생리심리학이 포함된다. 이 과정을 마친 후 1년 동안 선임 임상심리사가 관리감독을 할 수 있는 정신치료적 치료 심리검사를 할 수 있는 시설에서 근무한다. 주에서 실시하는 심리사 자격증 취득 시험에 응시하기 위해서는 최소 근무 시간(보통 1500시간)을 증명해야 한다.

정신전문간호사

정신전문간호사는 간호대학을 졸업하고 간호학 마스터 또는 박사학위 과정을 밟는다. 2년간 진행되는 마스터 프로그램은 생리학, 병태생리학, 정신병리학, 약리학, 정신사회 와 정신치료 과정, 간호심화과정, 진단학이 포함된다. 관리감독 하에 임상에서 근무하는 훈련과정이 있으며 면허증 취득은 주마다 다양하다.

정신과전문의

정신과전문의는 정신과를 전공한 의사이다. 대학을 졸업하고 4년 과정의 의과대학원을 마쳐야 한다. 의학 교육은 해부학, 생리학, 약리학, 미생물학, 조직학, 면역학, 병리학과 같은 기초 과학을 배우고 그 후 2년 동안 내과학, 외과학, 소아과학, 산부인과학, 가정의학, 정신과학을 포함한 전공과를 이수한다. 이 기간 동안 면허증을 취득하기 위해 두 번의 시험을 통과해야한다. 의과대학원을 졸업하고 1년간 수련의 과정을 거쳐야 하는데 적어도 4개월은 내과, 소아과와 같은 기초 주요 과목에서 근무해야 하고, 2개월은 신경과에서 근무해야 한다. 수련의를 마친 후 면허증 응시 자격을 얻기 위해 3번째 시험을 통과해야 한다. 3년 이상의 정신과 전공의 과정을 수료한 후 전문의 자격증 시험을 보기 위한 자격을 취득한다. 전공의를 마친 후 많은 정신과전문의들은 전임의 과정을 더 밟는데 최소 2년의 시간이 걸린다. 전임의 과정에는 소아청소년 정신과, 노인정신과, 자문-조정 정신과, 중독정신과, 법정신과 그리고 연구 등이 있다. 정신과전문의가 되기 위해서는 필기시험과 구두면접 시험을 치러야 한다. 어떤 정신과 전문의는 인정의 과정도 이수한다. 인정의는 진료에 반드시 필요한 것은 아니고 전공의를 마치고 바로 취득하지 않을 수도 있지만, 많은 병원과 보험회사들이 그들의 기관에서 이루어지는 진료나 보험금 지급을 위한 조건으로 몇 년 이내에 인정의를 취득할 것을 요구한다.

정신건강 서비스를 위한 임상가를 찾는 것 외에도 평가와 치료를 할 수 있는 다양한 기관과 프로그램의 도움을 받을 수 있으며 공공 정신건강 센터, 정신과 병원과 정신과 외래, 대학부속 프로그램, 사회복지 기관 그리고 구직 지원 프로그램 등과 같은 곳이다. 이곳에서 다양한 정신건강전문요원들이 활동하고 있다.

역주) 우리나라의 정신보건 관련 요원의 자격은 다음과 같다

정신보건사회복지사

1급 정신보건사회복지사

- 고등교육법에 의한 대학원에서 사회복지학 또는 사회사업학을 전공한 석사 학위 이상 소지자로서 보건복지부장관이 지정한 전문요원 수련기관에서 3년 이상 수련을 마친 자.
- 2급 정신보건사회복지사 자격취득 후 정신보건시설 또는 보건소에서 5년이상 정신보건분야의 임상실무경험이 있는 자.

2급 정신보건사회복지사

- 사회복지사업법에 의한 1급 사회복지사 자격소지자로서 보건복지부장관이 지정한 전문요원 수련기관에서 1년 이상 수련을 마친 자.

정신보건임상심리사

1급 정신보건임상심리사

- 대학원에서 심리학을 전공(임상심리 필수 및 선택 과목 이수)한 석사학위이상 소지자로서 정신보건 수련기관에서 3년 이상 수련을 마친 자
- 2급 정신보건임상심리사 자격증 취득 후 5년 이상 정신보건분야의 임상실무 경험이 있는 자.

2급 정신보건 임상심리사

- 대학에서 심리학을 전공(임상심리 필수 및 선택 과목 이수)한 학사학위 이상 소지자로서 정신보건 수련기관에서 1년 이상 수련을 마친 자

정신보건간호사

1급 정신보건간호사

- 의료법에 의한 간호사 면허를 취득하고, 고등교육법에 의한 대학원에서 간호학을 전공한 석사학위이상 소지자로서 보건복지부장관이 지정한 전문요원 수련기관에

서 3년이상 수련을 마친 자
- 2급 정신보건간호사 자격(의료법에 의한 정신간호사 자격 포함) 취득 후 정신보건시설 또는 보건소에서 5년 이상 정신보건분야의 임상실무 경험이 있는 자

2급 정신보건 간호사
- 의료법에 의한 간호사면허를 가진 자로서 보건복지부장관이 지정한 전문요원 수련기관에서 1년 이상 (이론 150시간, 실습 850시간) 수련을 마친 자

정신과 전문의
- 의과대학(6년) 또는 대학을 졸업하고 4년 과정의 의과대학원을 마쳐야 한다. 대학 또는 대학원을 졸업하고 의사 국가고시 시험을 거쳐 의사의 자격을 얻고, 그 후 1년간의 인턴 과정을 수료한다. 4년의 정신과 전공의 과정을 수료한 후 정신과전문의 자격을 취득한다. 전임의 과정을 더 밟는 경우도 있는데 2년의 시간이 걸린다. 전임의에는 소아청소년 등이 있다.

제 3 부

위험 인자, 예방, 역학

- 우울증의 위험 인자에는 무엇이 있나요?
- 어떤 특정한 사람이 우울증에 더 잘 걸리나요?
- 최근 나는 우울증으로 진단 받았습니다. 내 아이들이 우울증에 걸릴 위험이 있나요?

그리고...

Q25 우울증의 위험 인자에는 무엇이 있나요?

위험 인자라는 개념은 현대에 생겨난 것이다. 이 단어는 "(위험을) 무릅쓰다, 부딪혀 나가다"의 뜻을 가진 이탈리아어 "riscare"에서 생긴 말이다. 이런 위험 인자의 개념이 도입되기 전에는, 미래는 신, 예언가 또는 점성술사의 조언에 의해서만 예측되었으며 나쁜 일이 일어났을 때 이들은 운명의 탓으로 돌렸다. 위험인자의 개념은 판돈이 걸려있는 게임에서 승산에 대한 실무적인 문제에서 생기게 되었다. 게임에서 방금 일어난 특정 결과가 주어졌을 때, 게임에 이길 가능성은 얼마나 될까? 이로부터 앞으로 일어날 일의 예측과 모든 종류의 미래 결과에 대한 확실성 정도를 예측할 수 있는 모든 것들이 발전되었다. 위험 인자에 대한 지식은 미래의 결과를 지배하여 원하는 목표를 달성할 가능성을 높일 수 있게 해주었다. 예를 들면, 안전벨트를 매는 것은 사고의 가능성에 대해 변화를 가져다주지는 않지만 생존 가능성에는 변화를 준다. 의학에서 위험 인자에 대한 지식은 특정 질환이 발병할 가능성에 대한 이해를 돕는다. 그러나 유리하던 불리하던, 가능성은 단지 어떤 특정 사건에 대한 가능성일 뿐이라는 것을 아는 것은 중요하다. 폐암의 발생이 담배를 피우는 사람에게서 그렇지 않은 사람보다 높다고 해서 폐암이라는 결과가 반드시 일어난다는 것을 의미하지는 않는다.

위험 인자에는 바꿀 수 있는 것과 바꿀 수 없는 것이 있다. 우리는 부모로부터 물려받은 유전자는 바꿀 수 없지만 특정 질환의 발생 가능성에 기여하는 다른 위험 인자를 감소시키기 위해 그 집안의 내력에 대한 지식을 이용할 수는 있다. 그러므로 특정 질환에 대한 가족력에 따라, 유방암, 대장암 그리고 심장 질환에 대한 다양한 진단적 검사를 시행한다. 우울증의 위험

인자는 다음과 같다.

- 성별 : 우울증은 여성에게서 거의 두 배 이상 높다.
- 나이 : 가장 흔히 발병하는 나이는 20~40세이다.
- 가족력 : 기분장애의 가족력이 있는 경우 1.5배에서 3배가 높다.
- 결혼 : 사별, 이혼한 사람에게서 더 높다. 결혼 한 남자는 미혼인 남자보다 발병율이 더 낮지만, 결혼한 여성은 미혼 여성에 비해 발병율이 더 높다.
- 출산 : 출산 후 6개월 동안 우울증의 위험이 증가한다.
- 부정적 사건 : 관련 가능성 있다.
- 어린 시절 부모의 사망 : 관련 가능성 있다.
- 병전 성격 : 관련 가능성 있다.
- 정신과적 질환 동반 : 분명한 관련이 있다.
- 약물 남용 또는 음주력 : 분명한 관련이 있다.
- 사회경제적 위치 : 관련 가능성 있다.
- 어린 시절 품행장애와 행동문제 : 21세에 20% 정도 더 높다.
- 우울증이 재발할 위험 인자는 다음과 같다.
- 과거 여러 차례 우울증을 앓은 경우
- 이전 우울증에서 불완전하게 회복된 경우
- 증상이 심한 경우
- 만성화한 경우
- 양극성의 형태 또는 정신병적 증상이 동반된 경우

우울증의 경우, 심장질환이 식이요법, 운동, 금연, 약물 복용과 같은 다양한 방법을 통해 콜레스테롤, 혈압을 낮추어 그 발생을 감소시킬 수 있는 것과 비교해 본다면, 위험 인자를 통제하는 것 자체가 매우 제한적이다. 불가능 하지는 않지만 여기서 언급한 우울증의 위험인자에 대한 노출 통제가 가능한 것은 약물 남용, 알코올 중독을 제외하고는 어려운 일이다. 그러나 우울증의 발병을 통제할 수 있는 수준은 다른 정신과적 질환에 비해서는 상당히 높은 편이다. **재발** 위험 인자를 생각했을 때, 유능한 정신과의사에게 치료 받고, 치료 계획에 잘 따르며 자주 정기적 추후 진료와 같은 적극적인 치료를 통하여 위험 인자를 통제할 수 있다.

> ***재발 :***
> 완전한 회복 후에 정신질환의 증상들이 다시 나타나는 것으로 6개월 동안의 증상 소실 후에 나타나는 경우이다.

Q26 어떤 사람이 우울증에 더 잘 걸리나요?

여성은 남성보다 우울증의 발병 위험이 분명히 더 높다. 이것은 아마도 두 가지 요인에 의한 것으로 보여 진다. 첫째, 여성은 생리학적으로 다르다, 이것으로 차이의 일부를 설명할 수 있다. 더 중요한 것은 심리학적으로 다른 것인데, 이는 생리학적 차이와 그들에 대한 문화적인 기대의 차이에 의해 생기게 된다. 비록 연구에서는 남녀 모두에게서 비슷한 정도로 자신의 우울감을 표현하는 것으로 알려져 있지만, 여성들이 자신의 감정을 표현하고, 우울해 하는데 사회적으로 더 허용적이다. 우울증은 흔히 사회적 위축으로 진행되며 이것은 수동적인 것으로 해석될 수도 있다. 또한 이것은 서구문화에서는 더 잘 받아들여진다. 남성에서 사회적 위축은 통상 심약한 것으로 해석되고 이 때문에 위축 상태에 있는 남성은 이것을 기분의 변화가 아닌 자신의 선택으로 설명한다. 그러므로 우울증과는 별개의 것으로 해석되며 사회적으로 받아들여지는 금욕주의와 같은 형태로 나타난다. 사회적 요인은 여성에게서 우울증의 발생을 높이는데 큰 역할을 한다(질문 80 참고).

어떤 민족에서는 우울증이 더 잘 걸린다. 특정 위도와 우울증의 발생 간에 관련이 있다. 북유럽 사람들이 우울증에 가장 취약하며 스칸디나비아에서 그 발병율이 가장 높고, 지중해에서 발병율이 가장 낮다. 특정 인종에서도 발병율이 더 높은데 백인이 흑인보다 더 잘 생긴다. 최근 경증 우울증의 치료에 안전하고 효과적인 항우울제를 도입함으로써 일본에서 문화적인 변화가 일어났다. 일본사회에서는 불교의 영향이 매우커서 인생은 고통으로 가득 차 있다는 생각이 지배적이었다. 서구 문화는 이보다는 보다 긍정적이며 희망적이다. 그래서 일본에서는 개인의 운명에 대해 슬퍼하는 것이 일반적인 반면, 서구 문화에서는 비정상적인 것으로 여긴다. 일본이 서구화 되어가고 불교적 가치가 하락하면서 항우울제 정도로 쉽게 치료되는 경미한 형태의 우울증에 대한 사회적 이해가 좀 더 용이해졌다. 뚱뚱한 사람이 낙천적으로 보이는 즐거운 산타클로스와는 반대로 비만은 우울증의 발병에 한 역할을 한다. 연구 결과 임상적으로 비만이었던 사람이 유의한 수준의 체중 감량을 한 경우 다른 약물과 함께 항우울제 치료도 종결할 수 있었다는 것이 밝혀졌다. 우울증은 고혈압, 심장질환, 수면무호흡증, 관절통, 당뇨와 같은 양상으로 비만과 연관된 것으로 보인다. 비만의 경우, 여성의 경우 우울증 발병에 어느 정도 관계가 있는 것으로 보인다. 여성은 평균적으로 남성보다 체지방이 더 높으며, 체지방에서는 여성 호르몬인 에스트로겐의 수치가 더 높다.

특정 성격은 우울증에 더 취약한데, 수줍음이 많고, 내성적이거나 의존적인 사람이 외향적이고 사회성이 있는 독립적인 사람보다 우울증에 대한 위험이 더 높다. 이는 여성에서 보다는 남성에서 더 잘 맞는데, 수줍어하고 내성적이고 의존적인 것은 문화적으로 남성보다는 여성에게 더 허용적이기 때문이다. 체지방과 성격 특성은 모두 환경적 요인에 의해 형성되는 것이긴 하지만 상당한 생물학적 요인도 있다.

Q27 최근 나는 우울증으로 진단 받았습니다. 내 아이들이 우울증에 걸릴 위험이 있나요?

■ 앤

내 남편은 성인기의 상당기간 동안 우울증으로 고생했습니다. 그리고 그의 가족에게는 우울증의 가족력이 있습니다. 우리는 우리의 아이들을 잘 관찰했습니다. 왜냐하면 우울증의 소인이 유전되었을 가능성을 걱정했기 때문이었습니다. 현재 네 명의 아이 중 두 명이 양극성 장애로 진단받고 치료중입니다.

> ***양자연구 :***
> 다른 가정으로 입양된 형제를 비교하여 유전적 영향과 환경적 영향을 통제하도록 고안된 연구

우울증의 발병에 대한 유전적 영향을 조사하기 위한 많은 다양한 연구들이 진행되어 왔다. 주요 우울증을 앓고 있는 사람의 1차 친족(부모, 형제)은 그렇지 않은 사람보다 두 배에서 세 배 정도 우울증에 더 잘 걸린다. **양자 연구에**서 우울증을 앓고 있는 환자의 생물학적 자녀는 우울증에 걸리지 않은 부모에게 입양 되었어도 우울증의 위험은 증가했다. 일란성 쌍둥이에서 우울증의 일치율은 거의 50%에 가까운 반면, 이란성 쌍둥이의 경우에는 10~25%의 일치율을 보였다. 완전한 유전질환이라면 일란성 쌍둥이의 경우 100% 같은 유전자를 공유하고 있으므로 둘 모두 우울증에 걸려야만 한다. 그러나 쌍둥이 연구에서는 50% 정도만이 우울증을 같이 앓는 것으로 밝혀졌다. 이란성 쌍둥이에 비교한다면 매우 높은 비율이긴 하지만, 이 숫자는 우울증의 발병에 적어도 몇 가지 유전자가 관여한다는 것을 나타낸다. 일란성 쌍둥이에게서 100% 일치율이 나타나지 않는다는 사실은 우울증의 발병에 환경적 영향 역시 작용한다는 것을 보여준다.

생활환경은 종종 우울증의 발병에 관여하는 것으로 보여진다. 정신적인 충격, 재정적 압박, 사랑하는 사람의 죽음 그리고 대인관계의 문제와 같은

스트레스들은 우울증의 발생과 관련되어 있을지 모른다. 그러나 아무리 심한 스트레스일지라도 모든 사람에게 우울증을 일으키는 환경은 없다. 그러므로 환경적인 상황만으로 우울증의 발병을 충분히 설명할 수는 없다. 특정한 사건은 병의 발병 당시 병에 대해 취약성을 가지고 있는 사람에게서 좀 더 전형적으로 우울증을 일으키게 만들 수 있다. 우울증의 발병에 유전적 요인과 환경적 요인이 모두 연관되어있다는 것은 우울증의 가족력이 있는 사람이 일반 인구에 비해 위험이 더 높다는 것을 의미한다. 사실 어떤 가족(가계)에서 기분 장애 환자의 숫자가 더 많을수록 우울증의 발병 위험은 더 높아진다. 우울증에 대한 유전적 취약성이 있는 사람에게서는 성공적인 성과, 특정한 환경, 또는 심리적인 변화 들이 우울증을 유발하는 계기가 될 수 있다.

Q28 아동학대와 우울증은 관련이 있나요?

아동학대의 희생자는 성인기 우울증의 유의한 유발 인자이다. 연구를 통해 어린 시절 학대를 경험한 대부분의 성인에게서 21세에 최소한 한 가지 이상의 정신과적 진단을 받는 것이 밝혀졌다. 생물정신사회학적 모델로 우울증의 위험이 높아지는 것을 설명할 수 있다. 생물학적으로 아동 학대의 희생자 중 상당수는 정신질환 또는 우울증의 가족력이 있으며 이것은 성인기에 이르러 우울증을 유발시킬 수 있다. 또한 아동학대는 뇌에 손상을 초래할 수 있다. 열악한 신체적 건강상태와 함께 학대와 방치에 의해 이차적으로 발생하는 뇌 손상의 증거가 여러 연구를 통해 밝혀졌다. 이러한 뇌의 손상은 직접적인 효과(예; 흔들린아이 증후군) 또는 만성적으로 학대를 경험하면서 오는 **과각성**으로 인한 뇌의 스트레스로 인해 생길 수 있다.

> ***과각성 :***
> 외부, 내부 자극에 주의가 높아져 있는 상태

심리학적으로 학대의 결과로 인해 낮은 자존감, 우울증, 대인관계의 어려움이 나타난다. 아동학대로 고통 받은 아이들은 "학습된 무기력"의 형태로 상황에 대처하게 된다. 학습된 무기력은 고전적(파블로프) 조건화에서 나온 개념이다. 고전적 조건화는 자극과 보상이 동시에 주어졌을 때 반응을 유발하는 학습 형태이다. 러시아 생리학자인 파블로프는 실험대상으로 개를 이용했다. 이 실험에서, 벨(자극)이 음식(보상)과 함께 주어지고 이것은 침의 분비(반응)를 일으킨다. 반복적인 동시 자극이 이루어진 후, 음식(보상)이 제거되고, 벨(자극)만으로 개의 침 분비(반응)가 일어난다. 유사한 실험에서 벨소리는 전기자극과 함께 주어지고, 이것은 개가 안전한 장소로 뛰어 오르는 행동을 유발한다. 반복적인 동시 자극이 있은 후에는, 벨 소리 단독 자극이 전기 쇼크를 피하기 위해 개가 안전한 장소로 뛰어오르게 만드는 신호가 된다. 하지만 뛰어 갈 안전한 장소가 없다면? 쇼크를 피할 방법이 없으므로 얼마 후 개는 뛰어오르길 멈춘다. 이런 행동과 활력, 식욕, 수면을 하지 못하는 우울증과 유사한 신체적 변화가 나타난다. 안전한 장소가 다시 제공된 후에도 개는 이에 반응하여 안전한 장소를 활용하지 않는다. 왜냐하면 쇼크를 피할 방법이 없다는 것을 이미 학습했기 때문이다. 몇몇 사람을 대상으로 한 실험을 통해 이런 현상은 사람에게서도 마찬가지라는 것이 확인되었다. 무력감이 먼저 생기고, 이런 감정이 다른 상황으로 일반화 되어가는 과정이 일어나게 된다. 무력감, 포기하고 싶은 기분 그리고 전반적인 흥미의 상실 등이 나타난다. 학습된 무기력의 예는 아동학대의 희생자와 완벽하게 맞아 떨어진다. 아동은 작고 상처받기 쉽다. 그들은 가장 보호받는 환경에 있는 것처럼 보이지만 세상은 탈출 가능성이 없는 예상할 수 없는 위협으로 가득 차 있다. 여기에 아이들은 그들이 학대의 원인을 제공한다는 죄책감을 가지고 되고 더 나아가 자괴감과 절망감을 느끼게 된다.

사회적인 관점에서 아동 학대의 희생자가 될 가능성은 경제적으로 열악

하고 우울증으로 고통 받는 미혼모에서 상당히 증가한다. 대부분 미혼모는 자녀를 돌보는데 어려움을 겪고 있으며 아이를 키우기 위해 복지시설을 이용하거나 최저 임금이라도 받을 수 있는 직업을 구하는 것과 아이를 방치하는 것 사이에서 도전을 받게 된다. 이런 환경에서 많은 여성들은 남성에게 의지하게 되는데, 이때 이들 사이에는 자신의 혈육이 아니라는 이유로 아이 양육에 대한 투자는 상당히 감소하게 된다. 이들의 자녀 양육비 지출은 자녀 양육비를 지출하지 않는 부모와 비슷한 수준이다. 전 문화권에서 이루어진 아동 학대에 관한 여러 연구에서 아동 학대는 의붓 어버이인 경우 상당히 증가 하는 것으로 밝혀졌다.

그러나 모든 학대받는 아동들이 장기간의 후유증을 경험하는 것은 아니다. 장기간에 걸쳐 나타나는 영향에 관련된 인자는 아동의 나이, 학대가 발생되었을 때 아동의 발달 단계; 학대의 유형; 빈도, 기간, 그리고 학대의 심한 정도; 그리고 학대하는 사람과 희생자의 관계 등이 있다. 장기간에 걸쳐 나타나는 결과를 좋게 만드는 방어 인자도 있다. 이와 같은 회복 인자는 높은 지능, 낙천적인 성격, 사회적 지원과 건강관리를 위한 접근도 있다.

Q29 우리 가족 중 한 사람이 우울증을 앓고 있습니다. 내가 도울 수 있는 일이 있을까요?

■ 앤

이 질문에 대해 저자가 좋은 지적을 해 주었습니다. 그리고 이에 더하여 매일 이루어지는 조그마한 지지의 태도는 아주 중요합니다. 환자에게 마음을 불안정하게 하는 행동을 하지 않고 부정적인 모습을 보지 않고 긍정적인 태도를 유지하며, 병이 있는 가족(배우자 또는 자녀)으로부터 받는 요구들에 대해 압도

된다는 느낌이 들 때 당신 자신을 위해 치료를 받으려는 노력을 하는 것은 치료적 환경을 만들기 위해 당신이 할 수 있는 일입니다. 우울증 환자와 함께 살고 있는 모든 가족들은 영향을 받습니다. 이런 영향을 깨닫고 전문가의 지도를 받도록 하는 것은 도움이 됩니다.

■ 앤서니

1) 잘 경청하고 2) 정신건강전문가와 잘 연락하고 3) 만일 자살의 위험이 있다고 생각되면 환자와 함께 계세요. 이 세 가지 단계를 진행한 후에 당신은 잠시 이 상황에서 물러서 있어야 할 지 모릅니다. 왜냐하면 궁극적으로 당신의 가족은 스스로 도움이 될 만한 것을 찾아야 할 필요가 있습니다.

치료를 받도록 만드는 것은 가족을 돕는 더욱 중요한 방법 중 하나이다. 많은 사람들은 정신과 의사와 약속을 잡는 첫 단계에서부터 어려움을 겪는다. 만일 이미 치료과정에 있다면 의사와 만날 약속을 기억하고 치료를 잘 받도록 격려하는 것이 상당한 도움이 될 것이다. 당신의 가족과 함께 상담 약속에 동행하여 의사에게 의견을 주는 것은 도움이 될 수 있는데, 어떤 우울증 환자는 호전도 악화도 잘 되지 않기 때문이다. 만일 치료 약물을 복용 중이라면 약물 복용을 돕고, 복용해야 하는 것을 상기시켜 주는 것은 도움이 된다. 왜냐하면 약물 복용에 대해 **순응**이 되지 않는 것이 **악화**의 흔한 원인이기 때문이다. 만일, 자살의 위험이 있다고 보여지는 경우에는 가능한 빨리 도움을 요청하는 것이 중요하다. 만일 우울증을 앓고 있는 가족이 그 도움을 거절하는 경우 응급 구조 서비스를 호출하여 응급실에서 평가를 받도록 하는 것이 좋다. 비록 이런 방법을 환자가 항상 잘 받아들이는 것은 아니지만, 자살 또는 타살의 위험이 있는 경우에는 유일하고 가장 좋은 선택인 것이다.

순응 :
처방된 약을 복용하는 것 같은, 의학적 권고에 따르는 행동의 정도

악화 :
적극적인 치료를 받고 있는 도중에 정신질환의 증상이 다시 나타나는 것

Q 30 내 아버지는 6개월 전에 돌아가셨습니다. 그때부터 어머니는 집밖으로 나가려 하지 않고 아직도 슬퍼하고 있습니다. 어떻게 해야 하나요?

■ 앤서니

모든 사람은 나름대로 자신만의 생활 속도(페이스)가 있습니다. 사별은 모든 영역에서 일어납니다. 심지어는 제가 최근에 경험한 것처럼 애완동물을 잃은 경우도 포함될 수 있습니다. 제가 15살 때 갖게 되었을 때부터 저의 가장 친한 친구가 되었습니다. 애완동물을 잃은 후 저는 휴일에 놀거나, 친구와 함께 지내고 싶지 않았습니다. 저는 6개월 동안 슬퍼했고 아직도 어려움을 겪고 있습니다. 애도는 사람마다 차이가 있지만 한동안 슬픔에 빠져 있는 것은 정상적인 것입니다. 저는 일상 활동으로 빨리 복귀할수록 더 좋다고 믿어왔습니다. 그러나 암으로 진단 받고 치료를 받게 되면서, 정해진 일정을 맞출 수는 없다는 것을 깨달았습니다. 사실 저는 그 당시, 곧바로 직장에 복귀했습니다. 그것은 큰 실수였습니다. 일상으로 복귀했지만 회복을 위한 최고의 상태를 만들어 내지는 못했고, 결국은 더 악화시켜 버렸습니다.

애도는 많은 사람들에게 복잡한 과정일 수 있으며 개인 뿐 아니라 문화적 집단 사이에서도 서로 다른 차이가 있다. 애도의 증상은 주요 우울증의 증상과 같은 것으로 보일 수 있다. 배우자의 죽음은 극단적인 스트레스를 주며 종종 주요 우울증의 상태로 빠트려 버린다. 이러한 애도의 구조에서 우울증 삽화의 시작을 정의한다는 것은 어려운 일이다. 일반적으로 막연히 얼마간의 시간이 지난 후부터 이행과정이 시작된다. 장례식과 추모식은 많은 사람들에게 슬픔으로부터 회복하는 것을 도와주는, 마무리한다는 느낌을 주는 의식 행사이다. 직업적인 기능의 저하 그리고(또는) 대인관계의 저하가 나타나는 것과 함께 회복하려는 노력이 보이지 않는다면 우울증의 가능성이 높다. 만일 배우자와 다시 함께 하려는 소망과 관련된 자살 사고가 있다면, 치료가 필요한 우울증인 경우가 많다. 이런 상황이라면 전문적인 도움을 받는 것이 최선이다. 슬픔에 빠져있는 사람에게 평가를 받도록 납득시키기란 어려운 일일 것이다. 그러나 진료를 받도록 하고, 상담을 받도록 강권하는 것이 도움이 될 수 있다. 다시 한 번, 만일 자살 사고가 있는 것으로 보여 진다면 치료적 중재가 거절되는 한이 있더라도, 응급실을 방문하는 것이 필요하다.

Q31 *내 어머니는 아버지가 돌아가신 후로 매일 술을 마십니다. 어머니가 우울증일까요?*

우울증을 치료하지 않았을 경우에 생기는 위험은 알코올 남용을 포함한 약물(물질) 남용이 동반되어 나타날 수 있다는 것이다. 알코올과 약물은 일시적으로 기분을 나아지게 만든다. 그러나 이런 효과는 단지 일시적인 것일 뿐이다; 효과는 빨리 사라지고 절망감이 생긴다. 배우자 또는 다른 친밀한 가족의 사망 후에 심한 음주가 생겼다면, 우울증이 있다고 생각하는 것이 타당하다. 알코올 남용은 중년 여성에서 자주 간과하게 되는데, 특히 포도주나 맥주 정도를 마시는 경우에 더욱 그렇다. 알코올 남용으로 인해 우울증이 생길 수 있다-이런 환경에서는 약물 남용에서 회복하는 것이 우울증을 해결하는 방법이 된다. 종종 우울증이 알코올 그리고(또는) 약물 남용을 일으킬 수 있으며 이때 우울증을 치료하는 것이 약물 남용의 회복에 도움이 된다.

Q32 나는 전부터 우울증 치료를 받아왔습니다. 앞으로 재발을 막을 수 있을까요?

■ 앤서니

저는, 긴장을 완화시키고, 심한 스트레스 상황을 피하고, 운동을 하는 것 같은 방법으로 당신이 할 수 있는 일이 있다고 믿습니다.

비록 우울증을 앓고 있는 상당수의 사람들이 다시는 재발하지 않지만 반수 이상의 사람들은 언젠가 또 다른 우울증 삽화를 경험하게 된다. 우울증의 삽화가 반복되면 향후 우울증 삽화에 대한 재발 위험은 증가한다. 비록 이를 예방할 수 있는 특정한 방법이 있는 것은 아니지만, 스트레스를 낮추고, 문제해결 전략을 발전시키는 것을 포함한 재발 위험을 낮추는 방법들이 있다. 운동, 좋은 음식, 적절한 수면은 건강을 증진시키며 스트레스의 부정적인 효과를 막아낸다. 수면의 부족은 과민성, 불안, 낮시간 동안의 기능저하와 연관되어 있으며 이는 취약성을 가지고 있는 사람에게 우울증을 발생시킨다. 어떤 사람들은 명상이나 요가와 같은 이완 기법이 스트레스를 감소시킨다는 것을 발견했다. 정신치료는 새로운 적응양식과 부정적인 사건에 반응하는 자신의 통찰력을 발전시키는데 도움이 된다. 자의식과 자존감을 증진시키면 우울증을 유발시킬 수 있는 상황에 대한 취약성을 감소시킬 수 있다. 심한 우울증의 징후와 증상을 조기에 알아차리는 것은 조기 치료적 중재와 빠른 회복을 가능하게 한다.

Q33 내 어머니는 우울해하면서도 아무도 만나려 하지 않습니다. 어떻게 하면 좋습니까?

■ 앤서니

제 어머니는 우울증으로 보여지는데도 도움을 청하지 않았습니다. 그녀는 심하게 술을 마셔댔고 결국 제 친구의 어머니가 익명의 알코올중독 모임(AA)에 데려가서야 술 마시는 것을 멈췄습니다. 거기서 제 어머니는 다른 사람의 이야기를 듣고 겁을 먹게 되었습니다—그녀는 자신을 돌보는데 노력해야 한다는 것을 깨달았습니다. 결국 의사의 도움으로 그녀는 술 마시는 것을 멈추게 되었습니다. 그녀는 결코 정신건강전문가를 찾지 않았지만, 의사(내과)는 그녀가 금주하고 우울증을 치료하는데 도움을 주었습니다. 당신은 어머니가 자신에게 필요한 도움을 찾고, 문제가 있다는 것을 자각할 때까지 끈기 있게 기다려야 할지 모릅니다.

이것은 우울증으로 고통 받고 있는 것으로 보이는 사람의 가족들에게는 상당히 복잡한 상황일 수 있다. 정신병에 대한 낙인 때문에 많은 우울증 환자들이 결코 치료를 받으려 하지 않는다. 이는 나이(많은 경우), 성별(남자), 또는 민족과 문화적 정체성(많은 문화권에서 정신질환은 더 심한 낙인이다)에 따라 그 경향이 더 높을 수 있다. 밀접한 관계를 유지하고 있는 환자는 어떤 방법이든 가능한 치료를 받길 원하는 것일 수 있다. 어쩌면 정신과 의사를 만나기보다 사회복지사를 만나길 원할 수 있다. 먼저 자문을 권한다면 그 후에 치료를 고려할 수 있다. 아마도 사람들은 예배를 통해 성직자에게 말하려고 할 수도 있다. 어떤 사람은 가정의나 내과 의사를 만날 때 같이 갈 수도 있을 것이다. 거기서 의사에게 관심사에 대해 말해주기를 바랄지도 모른다. 정신건강전문가와 면담을 하게 될 때 환자편이 되어 주는 것만으로도 환자가 도움을 받게 하는데 충분할 수도 있다. 특히 상담에 동의하는 경우에는 더욱 그렇다. 그러나 만약 어느 누구도 절대로 만나려 하지 않는다면, 환자 자신 또는 타인에게 위험을 줄 가능성에 대해 결정 내려야 할 필요가 있다. 예를 들어, 자살 사고가 의심된다면 응급실로 이송하기 위한 지역 응급요원을 호출 할 수 있다. 환자는 이런 처사에 화를 낼지도 모르지만 자살이 예상되는 상황이라면 그 위험은 통제 할 가치가 있다. 일부 지역에서는 위기 상황에서 집으로 방문하여 평가를 수행할 수 있는, 정신전문요원이 참여한, 이동 위기 관리팀이 운영되고 있다. 위기상황에서 이런 서비스에 대한 정보는 위기관리 프로그램을 지원하고 있는 지역사회나 시립병원을 통해 얻을 수 있다.

Q34 배우자가 해외 파병에서 돌아왔습니다. 우울증의 위험은 무엇인가요?

당신의 배우자가 어디에 있었느냐에 따라 우울증의 위험은 일반 인구에 비해 높지 않을 수도 있고, 파견의 위치나 부여 받은 임무에 따라 상당히 높아질 수도 있다. 전장에 가까울수록, 지리적으로 그리고 업무적으로, 외상 후 스트레스성 장애 그리고 그 결과로 생기는 알코올 중독, 우울증의 가능성은 높아진다. 알려진 바에 의하면 외상 후 스트레스성 장애 그리고 그 결과로 생기는 우울증의 가장 높은 위험 인자는 외상을 입은 경우 보다는 적을 공격하고, 적이 살해당하는 것을 목격한 병사에게서 나타났다. 그러나 최근 이라크 전쟁에서 돌아온 병사의 연구에서는 총격을 받거나 기습을 당한 경우에 외상 후 스트레스성 장애 증상의 위험이 더 높은 것으로 나타났다.

비록 대부분의 사람들이 전장에서의 경험을 앞으로 더 열심히 살도록 만드는 건설적이고, 성격형성에 기여하는 기억으로 전환시키고는 있지만, 전장에서 귀환한 거의 모든 병사들이 외상의 증상으로 고통 받게 된다. 더구나 외상 후 스트레스성 장애의 진단에 부합하는 증상을 지속적으로 경험하는 병사의 우울증 발생 비율은 거의 50%에 육박한다. 증상이 나타나는 기간이 길수록 치료는 더욱 어려워진다. 그러므로 가능한 빨리 치료받게 하는 것이 중요하다. 배우자를 전장에서 불러들여 문제를 인정하게 하기란 사실, 어려운 일이다. 왜냐하면 그들은 이 문제를 자신의 나약함과 군인으로서 실패를 인정하는 것으로 받아들이기 때문이다(이 주제에 대한 논의는 질문 72에 있다).

제 4 부

치 료

- 우울증의 치료에는 어떤 방법들이 있나요?
- 우울증의 종류에 따라 받아야하는 치료가 결정되나요?
- 상담 치료에는 어떤 것들이 있으며, 어떻게 하는 건가요?

그리고...

35 우울증의 치료에는 어떤 방법들이 있나요?

우울증의 치료 방법에는 크게 두 가지 넓은 영역으로 나눌 수 있다: 정신사회적 치료 그리고 약물 치료이다. 각각의 영역에서도 다양한 방법이 있다. 정신사회적 치료에는 개인치료, 집단치료, 직업서비스, 가족/부부 치료 등이 포함된다. 개인 치료에도 여러 방식이 있는데, 지지적 개인치료, 통찰지향적 개인치료, 또는 인지-행동 치료이다. 치료의 설정에도 다양한 수준으로 할 수 있다. 개인적인 치료, 외래, 낮병원 또는 부분 입원 프로그램, 그리고 입원 등이다.

약물 치료에서는 항우울제, **항전간제**, **항정신병약물** 또는 **항불안제**와 같은 다양한 약물을 사용한다. 향정신병약물은 우울증을 포함한 정신질환의 정신과적 치료를 위해 주로 사용되는 약물이다. 그러나 종종 신경과와 같은 다른 전문과에서 사용하는 약물들을 함께 이용하는 경우도 있다. 간질을 막는 약물은(항전간제) 많은 정신과적 질환에서 효과가 입증되어 자주 사용된다.

> ***항전간제 :***
> 간질을 조절하거나 예방하기 위한 약물
> ***항정신병약물 :***
> 환청, 망상 그리고 사고 장애와 같은 정신병적 증상을 치료하는 약물
> ***항불안제 :***
> 주관적으로 느끼거나 객관적으로 관찰되는 불안을 경감 시키는 약물

평가 부분을 보자면, 당신의 주치의는 우울증을 치료하기 위해 가장 적절한 치료 계획을 고려할 것이다. 경한 수준의 우울증이라면 먼저 정신치료만으로 치료하는 것을 권할 수 있다. 좀 더 심한 우울증인 경우 약물 치료와 정신치료를 같이 받도록 권할 것이다. 만일 이미 정신치료를 받고 있는 중이라면 주치의는 약물 치료를 하기 위하여 정신과 전문의에게 의뢰하여 치

료에 대한 반응 정도, 증상의 심한 정도, 또는 동반되는 다른 상황들을 평가할 것이다. 치료의 선택은 가격, 치료기간, 또는 환자의 선호도 등과 같은 다양한 요인에 의해 결정된다(표 3). 정신치료의 빈도는 보통 처음엔 1주일에 한 번 정도로 시작하지만 개인적인 필요나 치료의 형태에 따라 더 늘어날 수 도 있고 줄어들 수도 있다.

표 3.

치료	기간	질환	이론
정신분석 또는 역동적 정신치료	몇 달에서 몇 년	성격장애, 대응 기술	어린시절의 무의식적 갈등
행동 치료	6–20 session	불안장애, 우울증, 정신신체 증상	증상 강화
인지 치료	10–20 session	우울증, 강박증	부정적 사고
대인요법	12 session	우울증	대인관계에 초점
변증적 행동치료	1년 또는 이상	경계성 성격장애	자해 행동의 감소
정신교육	장기간	정신분열병 환자의 가족	지지와 교육
지지적 치료	단기간	급성 애도 반응	환자의 강도를 강화
집단 치료	기한 없이 또는 시한부	기분장애, 불안장애, 정신분열병	지지와 교육
가족 치료	단기, 장기간	가족역할, 지지, 교육, 역동	다양함

치료 계획에서는 치료의 설정 또한 결정할 필요가 있다. 대부분의 사람들은 개인 사무실 또는 외래 환경에서 치료가 가능하다. 가끔은 낮병원 프로그램 같은 더 상위의 치료 설정이 필요한데 이런 경우에는 더 많은 서비스를 제공할 수 있다. 만일 장애가 더 심하거나 안전이 의심스러운 경우에는

입원 치료가 필요하다. 병원 안에서는 매일 다양한 치료가 제공되며, 치료는 좀더 높은 수준으로 이루어진다.

Q36 우울증의 종류에 따라 받아야 하는 치료가 결정되나요?

우울증의 치료에는 모든 종류의 치료가 모두 효과가 있으며 우울증의 형태에 따라 치료적 접근이 확연하게 달라지지는 않는다. 그러나 요구되는 치료의 강도 뿐 아니라 치료에 대한 반응에 대한 정보는 있다. 예를 들어 정신병적 증상이 동반된 우울증 환자의 경우라면 기분부전장애 환자보다는 입원이 필요한 경우가 더 많다. 우울증의 종류의 일부에서는 특정 치료에서 더 좋은 결과를 보인다는 증거가 있다. 그 예로, 비정형 우울증은 MAOIs로 불리는 계열의 약물에 더 반응이 좋은 것으로 생각된다. 멜랑콜리아의 양상을 보이는 우울증은 TCAs 계열의 약물에 더 반응이 좋고, 계절성 우울증은 광선요법으로 불리는 치료에 가장 효과가 좋다. 양극성 장애가 있는 경우에는 치료의 한 부분으로 기분 안정제가 필요하다는 것을 의미한다. 왜냐하면 기분 안정제 없이 항우울제만 사용할 경우 양극성 장애 환자는 조증 삽화로 진행할 위험이 있기 때문이다.

Q37 상담 치료에는 어떤 것들이 있으며, 어떻게 하는 건가요?

당신이 자문을 한 번 받게 되면 의사는 당신의 상황에 가장 적절하다고 생각되는 치료를 권할 것이다. 의사는 치료(치료적 접근)를 직접할 수도 있고 특정 치료의 전문가에게 의뢰할 수도 있다. 많은 치료자들이 치료과정에서 여러 가지 치료 기법을 함께 이용한다. 여러 치료법 중 일부는 다음과 같다.

> ***전이 :***
> 과거 생활에서 중요한 인물(부모, 형제)과의 관계의 반복으로 생기는 치료자에 대한 무의식적인 감정과 태도.
>
> ***역전이 :***
> 실제 환자의 양상에 대한 반응이 아니라 치료자의 성격에 의해 만들어지는 환자에 대한 치료자의 태도와 행동.
>
> ***저항 :***
> 무의식적으로 치료적 개입을 피하려는 경향(예, 약속 시간을 잊거나, 지각하거나 약물 복용을 잊는 것).

역동적 정신치료에서는 우울증이란 어린 시절의 해결되지 않은 무의식적인 갈등이 원인이라고 보고 있다. 이는 프로이트가 발전시킨 전통적인 정신분석적 접근에 근거를 두고 있다. 대인관계 양식에 대한 통찰을 키워 변화를 이끌어내기 위해 치료자는 **전이, 역전이, 저항**, 자유연상, 그리고 꿈의 개념을 이용한다. 이것은 직접적이지 않은 치료이다. 전통적인 정신분석 치료는 1주일에 4회 또는 5회의 치료적 만남을 몇 년 동안 지속하지만 역동적 정신치료는 그보다는 짧은 기간 동안 진행되며 치료 횟수도 1주일에 1회에서 3회 정도이다. 이런 특성 때문에 이 치료에 대한 연구에 의하면, 치료 과정에 비해 그 치료 효과는 작다. 하지만, 성격 장애가 있거나 만성적으로 대응 기술에 어려움이 있는 사람의 경우에는 도움이 되기도 한다.

대인요법에서는 증상형성, 사회적 기능, 그리고 개인적 요인과 같은 세 가지 요소로 우울증을 개념화 한다. 환자의 사회적, 또는 대인관계 기능에 초점을 맞춰 증상의 호전을 기대한다. 목표는 의사소통 기술 그리고 자존감의 향상이다. 간단하고 매우 구조적인 매뉴얼에 근거한 정신치료이다. 사회적 기능 부분 에서는 대인관계에서의 분쟁, 역할 역전, 애도, 그리고 대인관계의 결손을 다룬다. 치료는 집중적으로 이루어지면 짧게 진행된다. 일반적으로 12회에서 16회 정도의 치료적 만남을 갖는다. 연구 결과 우울증의 치료에 효과가 있는 것으로 밝혀졌다.

인지-행동 치료에서는 우울증은 부정적인 사고 양상에 의해 생기는 것으로 가정한다. 이 치료에서는 자기 자신과 상황에 대한 지각의 오류를 알아내고 바로 잡아 환자를 돕는다. 역시 치료 기간은 짧으며 매뉴얼에 근거하여 치료가 진행된다. 보통 10회에서 20회 정도의 치료적 만남이 이루어지며 치료적 만남 사이에 과제가 주어진다. 연구에 의하면 우울증과 일부 불안장애의 치료에 효과가 있는 것으로 밝혀졌다(질문 39 참고).

Q38 치료자나 치료법은 어떻게 선택해야 하나요?

치료자를 선택한다는 것은 어려운 문제일 수 있다. 전화번호부에서 목록을 찾아볼 수도 있지만 모든 사람들이 전화번호부에 나와 있는 것은 아니다. 고려해야 할 한 가지는 다양한 자격증이 있다는 것이다. 어떤 사람은 스스로를 치료자로 표방하고 있지만 해당 지역에서 요구하는 면허증이 없는 경우도 있다. 일반적으로 면허가 있는 치료자는 해당 분야에서 시험 등의 선별 과정을 통해 부여된다. 또 다른 고려 사항은 훈련의 수준이다. 석사 수준(사회사업가), 박사 수준(심리사), 정신치료를 할 수 있는 의학박사(정신과의사) 수준이 있다. 다양한 자격증을 가진 임상가들은 정신분석가와 같이 정신치료의 특정 영역에서 더 훈련을 받을 수도 있다.

만일 약물 치료가 필요하다고 생각된다면 정신치료를 할 수 있는 정신과의사를 찾는 것이 더 유익할 것이다. 그러나 비용의 측면을 고려해야 하므로 이런 선택이 항상 가능한 것은 아니다. 많은 보험회사들이 석사 수준의

투사 :
자신의 무의식적인 생각과 느낌을 타인의 것으로 돌리는 것.

치료만 치료비[1]를 배상하고 그 비용도 심리사 또는 정신과 의사에게 치료 받는 것보다 낮은 수준이다. 만일 어떤 특별한 치료법을 마음에 두고 있다면 치료자를 찾는 한 가지 방법은 그 치료를 시행하는 전문가 집단으로부터 소개 받는 것이다. 만일 치료방법에 크게 신경쓰지 않는다면 일차 의료기관의 주치의로부터 소개 받아도 된다. 전화상으로 치료자에게 문의하고 자문을 주선 받을 수도 있다. 자문 후에 치료자가 불편하다면 불편한 이유를 잘 고려해야한다. 간혹 심리적인 어떤 주제가 치료자에게 바로 **투사**되고 이 때문에 치료자와 치료를 계속해 나가는데 실패하게 된다. 그러나 앞으로 치료적 관계를 잘 맺기 위해선 치료자의 스타일과 잘 맞는 것도 필요하다.

Q39 인지-행동 치료란 무엇입니까?

자동적사고 :
일상생활에서 일어나는 일에 대해 즉각적으로 떠오르는 생각. 우울증과 관련되어 나타나는 경우가 흔하다.

과도한 일반화 :
실제로는 같은 종류의 사건이 아님에도 특정한 사안에 대해 다른 일들과 동일하게 받아들이고 반응하는 것.

파국적 사고 :
자동적 사고의 한 형태로, 주어진 상황에 대해 최악의 결과가 나올 것이라고 금방 단정지어 버리는 것.

인지-행동 치료는 서로 다른 인지적, 행동적 이론 모형에 근거한 것이다. 인지 모형은 인지 또는 사고가 감정과 행동을 결정한다는 전제를 기초로 한 모형이다. **자동적 사고**는 **과도한 일반화**, **파국적 사고**, 결론으로 건너뛰기 또는 인격화와 같은 사고의 오류로 인해 왜곡되어 나타날 수 있는 인지의 한 형태이다. 사고의 오류는 다른 정신 질환은 물론이고 우울증에서 더 빈번히 더 심하게 나타나는 경향이 있다. 행동 모형은 모형화 또는 특정 반응에 대한 강

1 역주) 미국의 경우 의료보험을 담당하고 있는 회사가 많으므로 각 회사에 따라 방침이 다르고 지불하는 치료비 수준도 다르지만, 한국의 경우에는 공단에서 진료비를 결정하여 강제로 집행하므로 같은 규모의 정신과 병원이라면 진료비는 동일하다.

화와 같은 학습 이론을 기초로 만들어진 모형이다.

인지-행동 치료는 위에서 언급한 모형에 기초한 기법들을 이용한 치료이다. 인지 치료 또는 행동 치료에서는 질환의 종류와 치료의 단계를 더 강조할 수 있다. 인지 치료의 방법에는 다음과 같은 것들이 있다.

- 정신 교육
- 자동적 사고 수정
- **신념 체계** 수정

행동 치료 기법에는 다음과 같은 것들이 있다.

- 활동 계획
- 호흡 조절
- 돌발 상황에 대한 대처법 만들기(contingency contracting)
- 탈감작/ 이완 훈련
- 노출 그리고 **홍수법**
- 사회기술 훈련
- **사고 중단**/ 오락

> ***신념체계 :***
> 환경에 대한 지각과 반응에 영향을 주는 세상에 대한 마음의 표상.
>
> ***홍수법 :***
> 가능한 빠르게 불안의 최고 수준까지 노출 시키는 것.
>
> ***사고중단 :***
> 반복적인 사고를 억제하기 위해 사용되는 기술.

이와 같은 다양한 기법들을 통해 환자는 자신의 불안을 다루고 스트레스에 적절하게 대응하는 법을 배운다. 노출 훈련은 점진적으로 높은 불안 유발 상황에 노출 시키는 것을 이용한 기법으로, 차례차례 주어진 소단계의 과제를 극복하며 진행된다.

인지-행동 치료는 가장 잘 고안된 정신치료의 한 형태이며 우울증의 치료에 효과적이다. 이 치료는 경증에서 중등도의 우울증일 경우 더 적합하다. 치료는 통상 3개월에서 6개월 정도 소요되며 이 때 매주 1회씩 10회에서 20회 정도의 치료적 만남이 이루어진다. 환자는 새로운 전략을 시도하는데 적극적인 참여자로 역할을 해야 하며 숙제도 해야 한다.

Q40 정신치료에 참여하는데 어떠한 위험이 있나요?

겉보기에 정신치료는 가장 부드러운 형태의 의학적 치료이다. (보통은) 물리적 접촉도 없다. 약물 처방도 없다. 단지 사람 사이에 말만 오갈 뿐이며 그 이상 아무 것도 없다. 그러나 말의 힘을 절대 과소평가해선 안 된다. 어린 시절부터 들어오던 구절이 있다: "막대기와 돌은 내 뼈를 부수지만 별명(놀리는 말)은 절대로 나를 해치지 못 한다" 이런 구절은 별명이 불렸을 때(놀림을 받았을 때) 받을 마음의 상처를 막아주기 위해 만들어진 것이다. 만일 정말로 말이 상처를 주지 않는다면 이런 구절을 암송할 필요가 없을 것이다.

말에는 힘이 있다. 정신치료에 치유의 힘이 있는 것처럼 상처를 줄 수 있는 힘도 있다. 상처는 노골적인 학대를 하지 않더라도 다양하게 만들어질 수 있다. 정신치료에서 생기는 대부분의 피해는 치료자와 환자간의 영역의 침범 이라고 알려진 것으로부터 발생한다. 가장 명백한 영역의 침범은 치료자와 환자사이에 발생할 수 있는 성적인 또는 신체적인 관계에서부터 생겨날 수 있다. 미국의 많은 주에서는 영역의 침범을 범죄로 여기고 있다. 왜냐하면 환자와 치료자 사이에 존재하는 힘의 차이가 워낙 크기 때문에 환자는 쉽게 상처받을 수 있는 위치에 놓이기 때문이다.

다른 영역의 침범은 그렇게 명확하지는 않다. 환자와 치료자 사이에 이루어지는 그저 단순한 개인적 정보의 교환은 종종 영역의 침범으로 생각할 수 있으며 더 심각한 치료자의 공격으로 이어질 수도 그렇지 않을 수도 있다. 이런 잠재적인 위험은 진료실 밖에서 친밀한 만남으로 이어질 수 있으며 이는 더욱 사적인 관계로 발전할 수 있다. 물론 많은 환자들이 치료자를 친구처럼 느낄 수 있으며 이것은 치료에서 만들어지는 전이로 알려져 있다. 전이라는 것은 환자가 치료자에게 투사하여 생기는 인위적인 관계이다. **통찰지향적** 정신치료 또는 **역동적** 정신치료에서는 환자의 외부와의 관계를 더 쉽게 이해하기 위해 치료자가 전이적 관계가 만들어지는 것을 의도적으로 허용한다. 이것은 환자로 하여금 자신의 대인관계의 기저에 숨어 있는 무의식적 동기를 통찰하고 더 많이 이해하도록 치료자가 돕기 위해 허용하는 것이며, 이를 통해 환자는 바람직한 대인관계를 배울 수 있다.

통찰지향적 :
개인의 발달력 그리고 대인관계에 초점을 맞춘 정신치료의 한 형태.

역동적 :
환자의 대인관계, 발달과정, 그리고 치료자와의 전이적 관계에 초점을 맞춘 치료.

치료자 역시 환자에 대해 전이적 관계를 만들어 낸다. 이것을 역전이라고 한다. 만일 치료자가 자신의 역전이를 알아차리지 못하다면 환자에 대한 행동은 치료자가 외부와 맺는 상호관계를 반영하게 된다. 만일 이런 관계가 병적이라면, 실제로는 치료자의 문제인 것을 환자 자신의 문제로 경험하게 될 수도 있다. 환자는 종종 치료자를 우상화하며 이로 인해 치료자의 말에 쉽게 영향을 받는 상태가 되어 버린다.

치료 중에 있는 환자의 취약성에 대한 유명한 사례가 몇 년 전에 일어났다. 치료자의 암시를 통해 부모가 자신을 성적으로 학대했다고 믿게 된 환자가 언론을 통해 알려진 것이다. 치료자의 왜곡된 기억의 한 부분이 이식되는 과정을 통해 이런 일이 생기게 되었다. 치료자가 의도적으로 한 것은 아니다. 그러나 환자가 보이고 있는 특정 증상과 성적 학대를 연관 지으려는 열의로 인해 점차 이 환자에게는 억압된 학대에 대한 기억이 있다고 확신하게 되었다. 일단 환자의 과거 학대에 대한 확신이 생기자 학대를 당하고 있는 장면을 연상시키거나 최면을 통해 왜곡된 기억을 심어주는 것으로 왜곡 기억은 쉽게 만들어졌다. "왜곡 기억 증후군"이 만들어져 그 왜곡 된 기억 때문에 자신의 부모에게 소송을 제기하게 되었다. 결국, 부모에게 제기한 소송으로 인해 심리적인 피해를 입었다며, 자신의 치료자를 고소한, 세간을 떠들썩하게 한 사건이 일어나게 되었다.

어떻게 하면 이런 위험을 피할 수 있을까? 우선 치료자의 이력과 다른 전문가 뿐 아니라 주변 사람의 입소문에 의존해야 한다. 일반적으로 일차의료기관의 의사들은 다년간 다양한 치료자들과 친분을 쌓고 있으며 그들의 치료 능력을 알고 있다. 성공적인 치료는 치료자의 학술적인 업적과는 상관없으며 환자를 치료하면서 쌓은 훈련과 경험이 훨씬 더 중요하다. 그 다음으로는 치료자가 얼마나 기술이 좋은지와 상관없이 특정 치료자가 불편하다면 치료자를 바꾸는데 열린 마음을 가지고 있어야 한다. 아무리 훈련을 많이 받았더라도 그 보다는 환자와 치료자 사이의 궁합이 요구된다. 성공적인 치료는 변화를 이끌어내기 위한 치료자의 "작업"에 대한 동기 뿐 아니라, 치료적 만남에 대해 어떻게 느끼는지에 달렸다.

Q41 우울증이 화학적 불균형 때문이라면 정신치료는 어떤 역할을 하는 것입니까?

■ 앤서니

정신치료는 다양한 치료법을 동원한 광범위한 영역의 치료입니다. 정신치료에

대한 내 경험으로는 정신치료는 더 나은 선택을 할 수 있도록 당신에게 통찰력을 주는 것입니다. 정신치료는 내 치료의 꼭 필요한 부분이었으며 치료를 통해 왜 내가 어떤 행동에 빠져들게 되는지 알아차릴 수 있도록 내면을 성찰할 수 있게 해 주었습니다. 일단 어느 정도 통찰력이 생기고 나면 문제 행동을 피함으로써 당신의 상황을 보다 편안하게 할 수 있을 것입니다. 정신 치료는 내게 있어 오래 동안 이루어진 아주 유용한 치료였습니다. 정기적인 치료적 만남을 하고 있지 않은 지금도 나는 전화를 이용하거나 직접 만나 주기적인 대면 치료를 받고 있습니다.

모든 생각, 느낌 그리고 행동은 뇌 안에서 이루어지는 화학적 변화와 연관되어 있다. 만일 생각, 느낌 그리고 행동이 어떤 반복되는 양상을 나타내고 있다면, 뇌에서도 구조적인 변화가 생긴 것일 수 있다. 학습과 기억은 복잡한 화학적 변화를 일으키며 결국 영구적인 뇌의 해부학적 변화가 일어난다. 예를 들어 자동차를 운전하는 법을 처음 배웠을 때를 생각해보자. 정보의 복잡한 단편들을 의식적으로 처리하는 과정이 필요하다. 그리고 나서 정보들은 조직화된 행동 양상으로 통합된다. 그 당시에는 집중하느라고 지쳐버리게 된다. 그러나 연습을 하면서 뇌는 기술에 적응하게 되고 그 기술이 몸에 익어 나중엔 무의식중에도 운전을 하게 된다. 그와 같은 숙련된 행동은 뇌의 구조적 그리고 생물화학적 변화를 이끌어낸다.

뇌의 화학적 그리고 구조적 변화는 다음과 같은 세 가지 방법 중 한 가지를 통해 이루어진다: (1) 환경의 변화, (2) 향정신약물을 사용하여 일어난 화학적 변화를 통하여 뇌의 화학적 성질을 변화시키고, (3) 새로운 기술을 개발하여 환경 또는 환경에 대한 지각을 변화시키는 방법을 학습한다.

이사, 전직, 그리고 결혼 또는 이혼은 첫 번째 방법의 예이며, 반면 정신약물은 두 번째이다. 정신치료는 세 번째 방법이다. 예를 들면, 뇌 영상 연구들은 플루옥세틴으로 치료를 받은 것과 마찬가지로 인지-행동 치료를 받은 강박증 환자의 뇌에서도 같은 부위에 변화가 일어나는 것을 보여준다. 각각의 방법들은 고유의 비용-편익을 가지고 있어 어떤 것도 다른 것보다 더 낫다거나 못하다고 할 수는 없다. 일반적으로 세 가지 방법 모두 그 효과가 누적된다; 그러므로 우울증에서 회복하기 위한 가장 최선의 선택은 두 가지에서 세 가지 방법을 조합하는 것이 타당하다.

Q42 우울증을 치료하기 위해 사용되는 약물에는 어떤 종류들이 있나요? 내 주치의는 어떻게 약물을 선택하는 건가요?

약물의 선택은 아래에 소개된 종류들 중에서 이루어진다:

- 삼환계 항우울제 (TCAs)
- 단가아민산화효소억제제 (MAOIs)
- 선택적세로토닌재흡수차단제 (SSRIs)
- 기타

TCAs와 MAOIs는 가장 오래된 항우울제들이다. 이들은 효과적으로 치료하지만 많은 부작용도 가지고 있다. 또한 특정 내과적 질환이 있는 환자 그리고 노인에게서는 안전하게 사용할 수 없다. MAOIs는 철저하게 티라민이 들어있지 않은 음식을 섭취해야만 한다(표 4). 비록 이들 약물이 우울증을 치료하는데 효과적이기는 하지만 지금은 최근에 나온 약물들에 효과가 없는 경우에 사용하는 것이 일반적이다. 가장 흔하게 처방되는 TCAs는 데시프라민 그리고 노르트립틸린인데 그 이유는 이들 약물의 부작용이 좀 더 견

디기 편하기 때문이다(표 5의 TCAs와 MAOIs의 목록 참고).

표 4. MAOI 복용 중 제한해야 하는 음식

숙성되었거나 오래된 치즈
발효되었거나 말린 고기
잠두콩 그리고 누에콩 꼬투리
통에 담긴 맥주
마마이트 이스트 추출물
사워크라우트(독일식 김치)
콩 소스 그리고 기타 콩 가공식품
훈제된, 식초에 절인, 또는 발효된 생선
잘못 보관된 고기, 생선 그리고 유제품

※이 목록은 단지 일반적인 지침을 위해 만들어진 것이며 허용이 되거나 제한해야하는 음식의 더 자세한 정보는 주치의와 상의해야 함.

표 5. 삼환계 항우울제와 단가아민산화효소억제제

TCAs

클로미프라민 (앤프라닐)
아미트립틸린 (엘라빌)
독세핀 (시네콴)
트리미프라민 (서몬틸)
아목세핀 (아센딘)
프로트립틸린 (비박틸)
데시프라민 (노르프라민)
노르트립틸린 (파멜라, 아벤틸)
이미프라민 (토프라닐)
마프로틸린 (루디오밀)

MAOIs

페넬진 (나르딜)
트라닐시프로민 (파르네이트)

표 6. 선택적 세로토닌 재흡수차단제

플루옥세틴 (푸로작)
서트랄린 (졸로푸트)
파록세틴 (팍실)
플루복사민 (루복스)
시탈로프람 (셀렉사)
에스시탈로프람 (렉사프로)

가장 먼저 시판된 SSRI는 1980년대 말에 출시된 플루옥세틴(푸로작)이었다. TCAs와 MAOIs에 비해 상대적으로 적은 부작용으로 인해 플루옥세틴은 빠르게 가장 인기 있는 항우울제가 되었다. 그 후로 몇 가지 SSRI가 출시되었다(표 6). SSRIs는 가장 흔하게 처방되는 계열의 약물이 되어, 약물의 선택은 흔히 SSRIs 계열의 약물들 중에서 하게 되었다. 우울증이나 불안증을 치료하는데 어떤 SSRI 약물이 다른 SSRI 약물보다 더 낫다는 증거는 없다. SSRI 약물의 선택은 부작용의 양상과 약물-약물 간 상호작용의 가능성 정도에 따라 이루어지게 되었다. **중단증후군**은 플루옥세틴에서 가장 적고 파록세틴에서 더 잘 생기는 경향이 있다. 플루옥세틴은 약물 복용을 자주 빼먹는 사람에게 더 적합할 수 있다. 반면에 긴 **반감기**로 인해 약물을 중단한 후에도 부작용이 사라지는데 더 많은 시간이 소요된다. 다른 약물들과의 상호작용의 측면에서 보면 플루옥세틴, 파록세틴 그리고 플루복사민이 약물간 상호작용의 가능성이 가장 높다. 서트랄린, 시탈로프람 그리고 에스시탈로프람은 상호작용의 위험이 적다. 가격 또한 약물을 선택하는 요인이 되는데 플루옥세틴과 파록세틴은 제네릭 형태로 구할 수 있다.

중단증후군 :
약물을 갑자기 중단했을 때 나타나는 신체적 증상.

반감기 :
복용한 약물의 혈중 농도가 절반으로 감소하는데 걸리는 시간.

"기타"로 분류된 약물들은 다양한 작용기전을 가지고 있다(표 7). 부프로피온은 도파민과 노르에피네프린의 재흡수를 차단한다. 부프로피온은 유의한 약물간 상호작용을 나타내지 않으며 성적 기능 부전과 연관되어 있지 않다. 벤라팍신과 둘로세틴은 노르에피네프린과 세로토닌 양쪽 모두의 재흡수를 차단한다(도파민에 대해서는 그 정도가 약하다). SSRIs와 부작용의 양상이 유사하지만 두 가지 신경전달물질 체계를 통하여 작용한다는 장점이 있다. 머타자핀은 세로토닌과 노르에피네프린의 분비 억제를 차단하여 그 농도를 증가시킨다(세로토닌과 노르에피네프린은 둘 다 수용체와의 상호작용으로 자신의 분비를 스스로 억제하는 기능을 가지고 있다). 트라조돈과 네파조돈은 화학적으로 유사하여(트라조돈은 항우울제로 오래전부터 사용되었다) 몇 몇 종류의 세로토닌 수용체를 직접 차단할 뿐 아니라 세로토닌 재흡수를 차단한다. 트라조돈은 상당히 강한 진정작용이 있어서 불면증에 주로 사용되며, 네파조돈은 일부 임상에서 간부전과의 연관성이 있는 것으로 알려져 일차로 선택되는 약물은 아니다.

표 7. 항우울제의 다른 작용 기전

이 름	작용기전
벤라팍신 (이펙사)	세로토닌과 노르에피네프린 재흡수 차단
둘로세틴 (심발타)	세로토닌과 노르에피네프린 재흡수 차단
머타자핀 (레메론)	세로토닌과 노르에피네프린 분비 억제 차단
트라조돈 (데시렐)	세로토닌 수용체 차단 그리고 재흡수 차단
네파조돈 (세르존)	세로토닌 수용체 차단 그리고 재흡수 차단
부프로피온 (웰부트린)	노르에피네프린과 도파민 재흡수 차단

대개 우울증을 치료하기 위한 약물을 선택할 때는 최신 약물들 사이에서 결정을 내리게 된다. 모든 항우울제가 우울증 치료에 효과가 있지만, 약물

의 선택은 부작용의 형태, 환자의 특성, 의사의 선호도, 그리고 비용 등에 의해 결정된다. 일부 의료보험회사에서는 특정한 약물은 사용을 제한한다. 이런 환경에서는 비공식적인 약물을 사용하는 것에 대한 설명이 필요할 수도 있다. 각각의 계열에서 보이는 부작용에 대해서는 표 8에서 언급했다. 그리고 부록 B에 모든 항우울제에 대해 그 용량의 범위, 성분 매달 드는 비용에 대한 소개를 덧붙인다.

표 8. 각 항우울제 계열에 따른 부작용

계 열	부작용
SSRIs	오심, 설사, 불면, 불안, 신경과민, 현훈, 졸음, 진전, 성욕감소, 발한, 식욕부진, 입마름, 두통, 성기능부전, 세로토닌 증후군
TCAs	구강건조, 번비, 오심, 식욕부진, 체중증가, 발한, 식욕증진, 신경 과민, 성욕감소, 현훈, 진전, 졸음, 시력장애, 빈맥, 배뇨지연, 저혈압, 심장독성
MAOIs	현훈, 두통, 졸음, 저혈압, 불면, 초조, 구강건조, 변비, 오심, 배뇨지연, 체중증가, 부종, 성기능장애, 간효소증가, 음식 및 약물과 상호작용에 의한 독성

기타 약물들

부프로피온(웰부트린)	체중감소, 구강건조, 발진, 발한, 초조, 현훈, 불면, 오심, 복통, 쇠약감, 두통, 시력장애, 변비, 진전, 빈맥, 이명, 경련
벤라팍신(이펙사)	발한, 오심, 변비, 식욕감소, 구토, 불면, 졸음, 구강건조, 현훈, 신경과민, 진전, 시력장애, 성기능장애, 빈맥, 고혈압
둘로세틴(심발타)	오심, 구강건조, 변비, 식욕저하, 피로, 졸음, 현훈, 발한, 시력 장애, 발진, 가려움증, 성기능장애, 진전, 비정상적출혈
머타자핀(레메론)	졸음, 식욕증진, 체중증가, 현훈, 구강건조, 변비, 저혈압, 비정상적 꿈, 독감증후군, 혈액세포감소
네파조돈(세르존)	졸음, 구강건조, 오심, 현훈, 불면, 초조, 변비, 시력이상, 착

	란, 간부전
트라조돈(데시렐)	진정, 저혈압, 현훈, 시력장애, 두통, 식욕부진, 발한, 불안정, 빈맥, 지루(지연사정)

항우울제와 함께 다른 약물들도 우울증 치료에 사용될 수 있다: 항전간제, 항정신병약물, 그리고 **벤조디아제핀**이다. 보통 이들 약물들은 우울증과 동반되어 나타나지만 항우울제로는 해결할 수 없는 증상이나 상태를 치료하기 위해 이용된다. 항우울제 치료로 부분적인 효과 밖에 나타나지 않는 경우 부스피론, 갑상선 호르몬 또는 메틸페니데이트 같은 중추신경 자극제 같은 약물들을 함께 처방할 수 있다.

벤조디아제핀 : 진정, 항불안 효과를 나타내는 약물의 한 종류.

Q 43 우울증 치료에 쓰이는 약물의 부작용은 어떤 것들인가요?

■ 앤서니

약물 사용에 따른 많은 부작용이 있습니다. 이런 정보는 미리 알아두는 것이 최선입니다. 내가 렉사프로를 복용했을 때, 감각이 둔해지는 느낌이 있었습니다. 성욕도 사라져 버렸습니다. 그러나 약을 끊고 나서 모두 다 회복되었지요. 나는 이에 대해서 주치에게 이야기 했습니다. 현재 나는 웰부트린을 복용하고 있고 느낌은 훨씬 더 낫습니다. 항우울제가 느낌을 둔감하게 만들고 늘어지게 하지만 대개는 몸이 적응을 합니다. 그리고 약물을 변경할 수도 있고 해결책이 있을 수도 있기 때문에 이런 문제에 대해선 의사와 상의하는 것이 중요합니다. 약물의 부작용으로 인해 힘들었을 때 나는 약물 복용을 중단했지요. 하지만 그건 좋은 선택이 아니었습니다. 얼마 지나지 않아 우울증이 재발하게 되었습니

다.

꼭 향정신약물이 아니더라도 모든 약물에 부작용이 나타날 수 있다. 그러나 우울증에서는 약물을 상당히 오랜 기간 복용해야 하기 때문에 어떤 부작용들은 참고 넘길 수 없을 수 있다. 부작용은 다른 계열의 약물 사이에도 차이가 있고 같은 계열의 약물 간에도 차이가 있다. 일반적으로는 같은 계열의 약물들은 유사한 부작용을 보이게 된다; 그러나 같은 계열의 한 약물이 특정 부작용(예, 오심)을 보인다고해서 다른 약물 약물에서도 같은 부작용을 보이는 것은 아니다.

표 8은 특정 계열의 약물들에서 흔히 보일 수 있는 부작용을 열거한 것이다. 어떤 약물은 드물지만 상당히 심각한 부작용을 나타낼 수 있다(표 9). 당신의 주치의는 반복해서 이런 문제가 생기는 지 당신을 점검해야 한다. 일부 부작용은 어떤 상황에서는 유용할 수 있다. 예를 들어, 불면증을 가지고 있는 환자라면 진정작용이 있는 약물을 저녁에 복용하는 것이 도움이 될 수 있다. 식욕이 떨어진 환자에게는 식욕을 증진 시키는 약물이 바람직하다.

표 9. 항우울제의 심각한 부작용

SSRIs	세로토닌 증후군
TCAs	부정맥
MAOIs	악성 고혈압
부프로피온	경련
트라조돈	지루(지속음경발기증)
네파조돈	간부전
벤라팍신	저나트륨혈증, 출혈, 고혈압
둘로세틴	혈액세포 감소
머타자핀	혈액세포 감소

성가신 부작용이 있거나 부작용이 의심될 때는 약물 복용을 중단하는 것보다 먼저 당신의 주치의에게 이야기하는 것이 중요하다. 일부 부작용은 일시적이거나 다른 약물(예, 이부프로펜을 두통에 사용하는 것)을 처방하여 완화 시킬 수 있다. 다른 유용한 치료를 조기에 중단하는 것 뿐 아니라 약물 복용을 갑자기 중단하는 것은 금단 증상을 일으킬 수 있다. 가능하다면 수 일 정도는 약물을 복용하며 지켜보는 것이 좋다. 왜냐하면 일부 부작용으로 경험하는 것들이 약물과는 상관없는 다른 상황(예, 바이러스 감염)과 관련이 있을 수도 있기 때문이다. 실제 약물과 **위약**(설탕으로 만든 약)을 과학적으로 비교한 연구에서 위약에서도 "부작용"이 보고되었다는 것을 염두에 두어야 한다. 만일 나타나는 부작용이 위험한 것으로 보일 때는 당신의 주치의에게 이야기해서 필요한 평가를 받을 때까지 약물을 중단하는데 신중해야 한다.

> ***위약 :***
> 비활성의 물질로 복용했을 때 신체적인 효과는 전혀 없으며 심리적인 효과를 가질 수 있다.

Q44 약물에 중독이 되는 건 아닌가요?

몇 년간 약물을 복용하고 있는 많은 환자들의 큰 걱정거리 중 하나가 약물중독에 대한 공포이다. **중독**은 설명이 필요한 좀 복잡하고 논란의 여지가 있는 주제이다. 의학적인 관점에서 볼 때, 중독은 약물에 지나치게 몰두하여 중요한 활동의 대부분 또는 전부를 포기하고 약물을 사용하는데 시간과 에너지를 쏟아 붓는 것을 말한다. 그러므로 쾌락을 주고 이것을 다른 것은 포기한 채 추구하게 만드는 것은 중독성이 있는 것이다–도박에서 섹스, 약물, 그리고 이들과 비슷한 것들. 이런 단순한 정의에 따르면 중독성이 있는 항우울제는 없으며 아주 소수의 정신과약물에서만 중

> ***중독 :***
> 신체적, 심리적 또는 사회적인 피해에도 불구하고 지속적으로 기분을 변화시키는 약물을 사용하는 것.

독성을 나타낸다. 그러나 많은 사람들이 처방된 약물에 의존하게 되어, 이것이 혼란스러운 부분이다. 의존이란 의학적으로, 반복적인 약물의 투여 후에 신체에 나타나는 생리적인 확실한 변화로 정의된다. 의존의 개념으로 사람들이 생각하는 가장 분명한 약물은 통증 치료를 위해 처방되는 아편이다. 이 약물을 처방받아 정기적으로 복용하는 사람은 누구나 약물에 대한 의존이 생기게 된다. 의존과 중독사이의 혼돈은 의존이 약물 복용을 갑자기 중단했을 때 금단증상이 생기게 되고 약물에 대한 갈망이 일어날 수 있다는 사실 때문에 생기게 된다. 아편과 같은 약물은 사람의 기분을 좋게 만들고 종종 다른 것을 포기한 채 약물에만 몰두하게 만든다. 그리고 이런 이유로 의존이 생기게 되어 사람들은 의존을 중독으로 잘못 오해하기도 한다.

의존과 중독은 약물에 따라 서로 관련이 있을 수도 있고 없을 수도 있다. 예를 들면, 대부분의 항전간제, 많은 항고혈압제, 그리고 모든 스테로이드 약물들은 의존을 일으키지만 이들 중 중독성이 있는 약물은 없다. 완전히 정반대로, 많은 환각제 그리고 중추신경자극제는 신체에서 명확한 생리적인 변화를 유발하지 않는다. 그럼에도 불구하고 이들 약물은 사람에게 가장 중독성이 높은 약물들이다. 항우울제와 기타 정신과약물은 이 연속선상 어디에 있는 것일까? 대부분의 항우울제는 어느 정도 생리적인 의존을 유발하며 특히 TCAs가 그렇다. 일부 기분안정제와 항정신병약물(특히 오래전에 개발된 약물들) 역시 어느 정도의 의존을 유발한다. 처방 약물이던 길거리 약물이던 간에 어떤 약물이나 시간을 두고 점차 감량해야만 하는 의존을 유발하거나 금단증상이 나타날 위험을 가지고 있다.

오랜 기간 정규적으로 복용하던 약물을 중단했을 때 나타날 수 있는 증상에는 세 가지 형태가 있다: 금단, 반동, 그리고 재발이다. 금단은 약물을 갑자기 중단했을 때 생길 수 있다. 확실히 드러나는 생리적인 변화가 나타나는데,

활력징후의 변화, 피부색 그리고 체온의 변화, 그리고 심리적인 고통 등이다. 벤조디아제핀과 같은 일부 약물에서는 생명을 위협하는 응급상황이 발생될 수도 있다. 이런 이유 때문에 약물을 중단하기로 결정했을 땐 금단 증상이 나타날지 여부를 확인하기 위해 반드시 의사의 조언을 구해야 한다.

반동은 일시적으로 치료를 받기 전보다 증상이 더 악화되는 것이다. 수면제로 인한 반동으로 불면증이 나타나는 경우에는 매우 심각할 수 있다. 그러나 이것은 일시적인 효과이며 수면제를 다시 복용하면 즉시 회복된다. 반동은 보통 생리적인 변화를 동반하지 않는다. 재발은 원래의 증상으로 되돌아가는 것이다. 재발은 금단이나 반동보다 약물을 중단 한 후 더 늦게 나타난다. 일반적으로 항우울제를 중단한 후 수일 내에 증상을 경험하기 시작했다면 이것은 실제로는 중단 증후군으로 알려져 있는 반동이나 경한 수준의 금단이다. 드물게 재발에 의해 증상이 나타난다. 그러므로 일반적으로 약물을 점차 줄여나가는 것이 좋은 생각이다. 약물이 적절하게 감량되었을 때 증상이 다시 나타난다면 재발의 가능성이 높으며 이때는 약물을 다시 늘려 치료 용량으로 되돌리는 것이 현명한 선택이다.

요약하자면 이들 약물은 다양한 중단 증후군을 일으킬 수는 있지만 중독성이 있는 것은 분명히 아니다.

Q45 약물을 복용하면 살이 찔까요?

■ 앤

약물을 복용하면서 체중 증가를 경험할 때 겪는 어려움중 하나는 처방 받아온 약물을 중단하고 싶은 욕구가 생기는 것입니다. 사춘기에 접어든 내 딸의 양극

성 장애를 치료하는데 체중 증가는 정말로 중요한 문제였습니다. 그녀의 주치의는 체중에 대한 그녀의 느낌에 매우 세심하게 신경 썼습니다. 그래서 어떤 약물에 유의한 체중 증가가 있으면 기꺼이 다른 약물로 바꿔주었습니다. 주치의의 세심함 때문에 내 딸은 약물을 중단하는 위험한 행동을 하지 않았습니다. 그녀가 약물의 적절한 균형을 찾는 과정 중에 있었던 체중의 변화에 대해 가족들이 크게 신경 쓰지 않은 것도 중요했습니다.

많은 환자들한테 체중 증가의 가능성은 매우 현실적인 관심사이다. 이 질문에 대한 대답은 간단하지 않다. 약물의 계열로 보았을 때 오래된 항우울제(TCAs, MAOIs)들은 전통적으로 체중 증가와 관련이 있다. SSRIs가 처음 시판되었을 때, 체중 증가와는 관련이 없다고 생각되었고 일부에서는 체중감소를 일으키는 것으로 확인되었다(예, 푸로작). Physicians' Desk Reference를 찾아보면 대부분의 SSRIs에서 체중 증가는 기술되어 있지 않다. 부작용의 개요는 보통 약물에 대한 초기 연구를 통해 나오게 되는 것이고, 그 연구는 단기간(예, 수 주)에 걸쳐 진행된 것이라는 것을 염두에 두어야한다. 예를 들어 플루옥세틴의 단기간의 사용에서는 체중 감소가 나타날 수 있다. 그러나 실제 임상에서 많은 의사들이 장기간의 약물 사용에서는 SSRIs가 체중 증가와 관련이 있을 수 있다는 것을 발견했다. 비록 임상 연구에는 체중 증가가 위약과 유의한 차이가 없는 것으로 밝혀졌지만 통제되지 않은 연구에서는 장기간 약물 사용 시 체중 증가를 보고하였다. 파록세틴이 다른 SSRIs 보다 체중 증가와 연관이 더 높은 것으로 보인다. 시탈로프람은 초기에 체중 증가가 있는 것으로 보고되었다. 가능성이 잇는 기전으로는 SSRIs가 탄수화물 섭취에 대한 욕구가 증가하는 것과 관련이 있을 수 있다.

오랜 기간 일어나는 체중 증가가 일부 사람들에게선 SSRIs 사용과는 무관하다는 것도 분명히 맞는 이야기이다. 약물의 사용과는 상관없이 우리나라에서 비만은 이미 널리 확산되고 있다. 항우울제를 복용하는 사람과 그렇지 않은 사람들을 간에 체중 증가를 비교하는 장기간 통제된 연구가 필요하다. 체중 증가의 가능성을 마음에 새기고 균형 잡힌 영양 섭취와 운동을 치료의 한 부분으로 삼아야 한다.

비록 SSRIs와 체중 증가에 대한 확정적인 자료는 없지만, 양극성 장애와 기분 불안정에서 일반적으로 처방되는 항전간제는 체중 증가를 뒷받침하는 자료가 있다. 또한 **비정형항정신병약물**과 벤조디아제핀 역시 체중 증가와 관련이 있다.

비정형항정신병약물 : 2세대 항정신병약물로서 신경과적 부작용이 적고 기분을 안정시키는 효과를 같이 나타낸다.

우울증 치료를 위해 어떤 약물을 선택할 것인가를 결정할 때 당신의 주치의와 부작용에 대한 논의가 반드시 이루어져야한다. 체중 증가의 위험은 우울증이 치료되지 않을 위험과 적절히 균형을 이루어야 한다. 부프로피온은 체중 증가와 관련이 없는 항우울제 중 하나이며 따라서 치료의 한 선택 사항으로 고려할 수 있다. 네파조돈 역시 체중 증가를 일으키지 않지만 최근 간 독성에 대한 우려 때문에 더 이상 우울증의 치료에 첫 번째로 선택할 수 있는 약물이 아니다.

Q46 얼마나 오랫동안 약물을 복용해야 하나요?

■ 앤

약물 치료로 내 남편은 최고 수준의 기능을 유지해왔습니다. 그는 20년 이상 입원하지 않고 일을 할 수 있었으며 가족, 친구들과 함께 시간을 보내며 자신의 인생을 살아왔습니다. 그는 아직도 약을 복용하고 있지요 그리고 꼭 필요한

수준으로 잘 유지하고 있습니다. 우리는 그가 계속 약을 복용해야하는지에 대해 의문을 갖지 않습니다. 혈당 검사를 하고 좋은 기분으로 자신의 인생에서 적극적인 역할을 잘 하기 위해 인슐린 용량을 조절해야 하는 당뇨 환자와 마찬가지로 만성적인 우울증으로 고통 받는 사람은 적절하고 지속적인 치료를 받아야 잘 지낼 수 있습니다.

항우울제 약물 치료는 급성기의 치료 뿐 아니라 우울증의 관해상태를 유지하기 위해서도 이용된다는 것을 이해하는 것이 중요하다. 관해 상태는 부분적으로 또는 완전한 상태에 이를 수 있고 치료를 시작한지 4주에서 6주 사이에 도달할 수 있다. 완전한 관해 상태는 더 이상 어떤 증상도 나타나지 않는 상태이다. 그러나 이 때 약물을 중단하기에 적당하다는 것은 아니다. 많은 사람들이 약물을 중단했을 때 좀 더 나은 기분을 느끼기 때문에 조기에 약물 복용을 중단한다. 약물이 더 이상 필요하지 않다거나 심지어는 회복된 상태에서 약물이 무슨 일을 할 수 있는지 의문을 갖기도 한다(특히 약의 부작용이 없는 경우). 당신의 주치의가 면밀하게 당신을 관찰한다면 회복 수준에 대한 피드백을 줄 수 있을 뿐 아니라 약물의 효용에 대한 의문에도 해답을 줄 수 있다. 조기에 약물 복용을 중단했을 때 곧 병이 악화되거나 재발되기 쉽다. 악화는 관해상태에 있은 지 6개월 이내에 우울증의 증상이 다시 나타나는 경우를 말한다. 재발은 6개월 이상 관해상태가 지속되는 회복 단계에서 우울증의 증상이 다시 나타나는 경우이다. 통계적으로는, 우울증 삽화로부터 관해가 이루어진 후 1년 이내에 재발의 위험이 가장 높다. 그러므로 권고되는 기준은 증상의 완전한 관해가 이루어진 후로부터 9개월에서 1년 정도 항우울제 치료를 지속하는 것이다. 한 번의 우울증 삽화가 있은 후 1년 이후에 다시 재발할 위험은 일반인구에서 우울증이 발생할 위험과 비슷하다. 그러나 더 많은 우울증 삽화가 나타난 경우에는 앞으로 우울증 삽화가 다시 생길 위험이 더 높아진다. 3회 이상 우울증이 재발한 경우에는 향후 다시 재발할 위험이 80%를 넘는 것이 사실이다. 그러므로 2회 또는 그 이상의 우울증 삽화가 발생한 후에는 당신의 주치의는 재발의 위험을 낮추기 위해 언제까지 약물을 복용해야한다고 명확하게 정하지 않은 채 치료 받기를 권할 것이다.

47 약물 치료와 정신치료 중 어떤 것이 더 우울증에 효과적인가요?

■ 앤서니

정신치료는 치료 방법으로 제일 먼저 이용됩니다. 자신에 대한 자각이 없다면 소용이 전혀 없는 것은 아니어도 향후에 어떤 치료를 하더라도 어려움이 있을 것입니다. 어떤 의사는 약물 치료가 우울증을 치료하는 데 더 필요하다고 생각할 수 있지만 약물 치료나 정신 치료 중 어떤 것도 다른 치료보다 특별히 더 좋다고 할 수는 없습니다; 내 경우엔 두 가지 치료를 모두 받았고, 만일 내 생활환경에 대해 서로 의논할 기회가 없었다면 어떤 약물이던 복용하는 걸 받아들이기 어려웠을 것입니다.

약물 치료와 정신치료 모두 우울증 치료에 효과적이다. 어떤 치료를 선택할 것인지는 우울증의 심한 정도에 의해 결정된다. 경한 수준의 우울증은 인지-행동 치료 또는 대인관계 치료만으로도 효과적인 경우가 많다. 더 심한 우울증에는 보통 약물 치료를 함께한다. 어떤 사람들은 약물만 복용하는데 연구결과 약물치료와 정신치료를 같이 하는 것이 가장 효과적이라는 것이 밝혀졌다. 약물 치료를 할 때, 스트레스를 유발하는 상황을 다루기 위해 필요할 때 잠깐씩 정신치료를 받는 것이 가장 좋다. 이런 치료는 대응 기술과 문제 해결 능력을 향상시키며 향후 스트레스 환경에서 재발의 위험을 감소시키는데 도움이 될 것이다.

정신치료에서 좋은 결과를 이끌어내기 위해서 가장 중요한 것은 치료에 전념하고 노력하는 것이다. 치료를 위해서는 치료 약속에 신경을 써야 하고, 치료적 면담 시간 동안 치료자와 의사소통을 해야 하며 어떤 형태의 치료에서는 면담과 면담 사이에 과제도 주어진다. 치료의 과정은 쉽지 않다. 불안을 일으킬 수도 있고 치료적 면담 후에도 별로 편해진 느낌을 받지 못할 수도 있다. 호전은 주제에 대해 힘든 작업을 거친 후에 얻게 된다. 치료적 면담을 취소하거나 조기에 끝내고 싶은 느낌을 갖기 쉽다. 그러나 그렇게 하면 치료를 통해 효과를 얻을 수 있는 기회를 놓치고 만다.

약물 치료에서는 매일 복용 규칙을 지켜야하고 당신의 주치의와 정기적인 면담을 가져야 한다. 많은 사람들이 하루에 한 두 번 또는 그 이상 복용하는 용법을 자주 잊어버리고 빼먹기도 한다. 규칙적으로 약물의 용량을 줄여서 복용하면 치료 효과가 감소하게 되고 효과를 전혀 볼 수 없게 되기도 한다. 결국 약물치료는 제대로 해보지도 못하고 실패하게 된다. "효과가 없는" 약물의 목록을 말하는 사람들이 자주 있는데, 그 중 상당수는 제대로 복용하지 않은 경우이다.

아마도 당신은 정신치료를 먼저 받아보고 그 경과에 따라 나중에 약물이 고려되길 바라는지 모른다. 이런 방식은 경한 우울증의 경우에 적합할 수 있다. 하지만 우울증의 정도가 심할수록 약물 치료의 필요성이 더 높아진다. 왜냐하면 증상의 호전은 통상적으로 약물 치료를 할 때 더 빨리 나타나기 때문이다. 지속적이며 관해가 되지 않은 우울증은 자살의 위험과 연관되는 것 뿐 아니라 신체와 감정에 부정적으로 작용하여 좋지 않은 영향을 준다. 그러므로 약물 치료를 시작할 것인지 또는 그만둘 것인지 결정을 내릴 때는 매우 신중하게 해야만 한다. 다시 말하면, 정신치료는 향후에 부딪힐 수 있는 스트레스 상황을 다룰 수 있는 기술을 제공하고 우울증 삽화의 재발을 방지하므로, 약물 치료를 받는 동안 함께 받는 것이 적절하다.

Q48 *내 주치의는 내가 전기경련 요법을 받아야한다고 생각합니다. 내 생각엔 그 치료는 더 이상 이용되지 않는 것인데요. 전기경련 요법은 무엇이고 어떤 효과가 있나요?*

전기경련요법(ECT)은 두피를 통해 전류를 흘려보내, 뇌에서 경련을 유도하는 치료이며 이 치료에 대해선 많은 근거 없는 이야기들이 떠돈다. 물론 ECT는 첫 번째로 시도하는 치료법은 아니지만(그리고 반복되는 입원과 수차례 약물 치료가 실패한 후에만 시도된다) 매우 효과적인 치료이다. 매우 안전하며 통증도 없다. 이 치료를 위해 환자는 마취 상태에서 근이완제를 투여 받는다. 일부 환자에서는 약물보다 ECT가 더 안전하며, 특히 약물 투여가 금기인 신체적 질환을 앓고 있는 경우 그리고 특정 약물(예, 리튬)에 태아가 노출되길 바라지 않는 임산부들에 안전하게 이용할 수 있다. ECT는 동반되는 내과적 질환의 비율이 높고, 약물에 의해 독성이 나타날 가능성이 높은 노인에게서 점차 그 이용이 늘어나고 있다. 정신병적 증상을 동반한 우울증은 종종 약물에 잘 반응하지 않으며, 잘 듣지 않는 약물 사용으로 치료 기간이 장기화 되는 것을 피하기 위해 ECT가 고려되기도 한다.

ECT로 인해 발생되는 심각한 부작용은 1000명 중 1명 정도이다. 심장의 문제가 가장 흔하게 나타나는 부작용이기 때문에 ECT를 시행하기 전에 심장 계통의 평가를 포함한 검사를 시행한다. 대부분의 심혈관계 문제는 적절한 약물 치료로 피할 수 있다. 혼돈(과/또는) 기억상실 역시 흔하게 나타난다. 혼돈은 대개 일시적이다. 기억상실은 ECT를 시행한 이전 또는 이후에 대해 나타날 수 있으며 간혹 오래 기억 장애가 지속되는 경우도 있지만 대개 몇 주에서 1개월 정도면 회복된다.

비록 ECT가 우울증 증상을 빠르게 호전시키기는 하지만 재발의 위험은 높으며-6개월 이내에 50% 이상-이 때문에 치료과정을 마친 후에도 ECT 지속치료/유지치료를 하거나 약물 치료가 필요하다. 지속적인 ECT 치료는 과거 약물 치료로는 우울증의 악화나 재발을 성공적으로 막지 못한 경우에만 시행하는 것이 일반적이다.

ECT는 보통 입원환경에서 시행한다(외래 환자의 경우에는 ECT 유지 치료 정도를 시행한다). ECT를 시행하기 전에는 약물은 점차 감량한 후 중단하며 우울증의 악화 그리고/또는 자살의 위험 때문에 입원 환경에서 시행한다. ECT를 시행하는 치료자는 이와 관련한 훈련을 받고 증명서를 가지고 있어야한다. 비록 규정은 주마다 차이가 나지만, ECT가 임상적으로 적절한지에 대해 일반적으로 한 명 이상의 의사가 환자를 평가하고 결정한다.

불운하게도, 언론에서 수년간 ECT에 대해 부정적으로 보도하여 안전하고 매우 효과적인 이 치료법은 낙인 찍혀버렸고 심지어 일부 지역에서는 불법이 되어버렸다.

Q49 우울증을 치료할 수 있는 자연요법이 있나요?

"자연적" 또는 대체요법은 과학적으로는 증명이 되지 않았거나, 특정 의학 영역에서만 효과적인 치료법으로 알려져 있는 것을 말한다. 예를 들자면 여기에는 침, 요가, 약초, 향기요법, 바이오피드백, 그리고 기타의 요법들이 포함된다. 대체요법을 고려할 때는 과학적으로 증명된 치료법과 마찬가지로 치료에 따르는 위험과 이득을 따져봐야 한다. 만일 치료법에 특정하고, 직접적인 위험이 없다면 이런 상황에서 가장 큰 위험은 우울증의 치료가 늦어진다는 것이다. 경한 우울증인 경우라면 이런 위험은 그리 크지 않다. 그러나 자살 사고가 동반이 되는 더 심한 우울증이라면 그 위험은 치명적일 수 있다.

다른 위험은 효과도 없고, 표준화 되지도 않았으며 치료 규정을 만족시키지도 못하는 치료에 돈을 낭비하는 것, 이런 독특한 치료가 실현되지 않았을 때 좌절을 느끼는 것이다.

약초를 이용하는 것이 많은 질환의 치료에 흔히 선택되는 대체요법이다. 이런 자연적 치료법을 선택할 때 가장 흔하게 추측하는 것은 이들이 자연적인 것이라서 안전하다는 것이다. 비록 약초가 자연에서 찾는 것이기는 하지만 인공적인 화학물처럼 약초 역시 특정한 화학 구조를 가지고 있으며 우리 몸의 화학적 구성을 변화시킨다. 따라서 유의한 부작용이 나타날 수 있다. 이들 부작용 중 일부는 생명을 위협하기도 한다. 예를 들면, 전 세계적으로 카바를 사용한 후 간부전에 빠진 경우는 많다. 그러나 정작 문제는 부작용이 있다는 것이 아니다; 문제는 약초 요법이 안전하지도, 효과적으로도 통제되고 조절되지 않는다는 것이다. 만일 어떤 특정 치료가 효과적이라고 알려진다면 사람들은 그 믿음 때문에 위험을 감수하려고 할 것이다. 그러나 알려진 효과가 없다면 그 치료에 노출 되었을 때 생기는 위험에 대해 어떤 결정도 내릴 수 없다. 통제가 되어 있지 않다는 것은 상점에서 구할 수 있는 제품의 유효 성분에 대해 순도나 함량에서 엄격한 검증이 없었다는 것을 의미한다. 이런 치료를 제공하는 사람들은 전문가처럼 행동할지 모르지만 어떤 훈련도 증명서도 받지 않았을 수 있다. 대체요법에 동의하기 전에 이런 문제를 꼭 기억하고 치료가 시작되기 전에 충분한 정보를 얻은 후에 결정을 내리도록 해야 한다. 만일 대체요법을 시도하기로 결정이 내려졌다면 이와 관련하여 의사와 이야기 하는 것이 중요하다. 특히 약초 요법은 이미 복용 중인 다른 약물들과 상호작용을 일으킬 수 있으므로 의사와 충분히 상의 하는 것이 특히 더 중요하다.

Q50 식이요법이나 운동을 하면 기분이 나아질까요?

■ 앤

내 남편은 규칙적인 운동 요법을 시행하는 것이 기분이 나아지는데 중요한 역할을 한다는 것을 알았습니다. 스트레스에 잘 대응하도록 하고 체중을 잘 유지하며, 약을 복용하면서 생길 수 있는 부작용을 극복하는데 도움이 되었습니다.

일부 사람들은 균형 잡힌 식사를 함으로써 스트레스를 다루는데 따르는 어려움을 줄이고, 따라서 스트레스로 인해 유발되는 기분 문제를 감소시킨다고 믿고 있지만 우울증은 식사의 문제로 인해 유발되지 않는다. 수면의 문제 역시 우울증을 유발하는 것으로 생각되지는 않지만 만성화되어 증상이 남아있는 상태에서는 일부에선 우울증 증상이 생길 수 있다. 하루에 6시간미만 수면을 취하는 경우 집중력이 떨어지고 과민해진다는 증거가 있다. 조울증 환자의 경우 수면 위생은 치료의 중요한 요소인데 예민한 사람은 수면의 감소로 인해 조증 삽화를 보일 수도 있다.

최근 연구에서 기분과 불안에 대한 운동의 영향이 밝혀져 왔다. 비록 운동의 내과적 이득은 잘 알려져 있지만 심리적 이득에 대해선 아직 그 이해가 부족하다. 규칙적인 운동을 하는 성인의 경우 일반 인구에 비해 우울과 불안의 비율이 낮았다. 우울증에서 운동의 효과에 대한 연구결과 긍정적인 결과가 증명되고 있다. 운동이 어떻게 정신건강을 호전시키는지에 대한 많은 이론들이 있다. 운동은 세로토닌, 노르에피네프린 그리고 도파민 수치를 변화시키고 엔돌핀의 분비를 유도한다. 근육 긴장을 줄여줄 수 있으며 아드레날린이 분비되고 스트레스에 의한 영향을 해소시켜 줄 수 있다. 심리적으로도 운동은 자존감을 높여주며 생활의 체계와 안정을 제공하고, 사회적 교류를 증가시키며 일상생활의 스트레스로부터 벗어나게 해준다. 비록 우울증에 대한 운동의 영향에 대해선 더 많은 연구가 필요하지만 우울증에 대한 치료의 한 부분으로 규칙적인 운동을 포함시킬만한 많은 좋은 이유가 있다.

Q51 왜 주치의는 내가 이미 약물을 복용하고 있는데도 심리치료를 권할까요?

경한 수준의 우울증이라면 심리치료만으로도 적당할 수 있지만 약물과 함께 이루어지는 것이 가장 이상적이다. 연구 결과 심리치료와 약물치료가 같이 병행되었을 때 치료결과가 가장 좋았다는 것이 밝혀졌다. 비록 심리치료와 상관없이 약물 복용만으로 우울증을 치료할 수 있지만, 약물 치료로는 주변 환경을 바꿀 수 없으며, 대응기술을 변화시킬 수도 없고, 성격이나 자존감을 변화시킬 수 없다. 우울증이라는 것은 생물학적, 심리적 그리고 사회적 요인이 모두 작용하여 발생한다는 것을 명심하자. 우울증 삽화를 일으키는 심리적 사회적 요인을 다루는 것은 분명히 타당한 것이다. 물론 당신은 당신의 "생물학적 활동" 또는 유전자를 바꿀 수는 없지만 우울증의 다른 요인을 변화시키는 데 심리치료를 이용할 수 있다. 심하거나 만성적인 질환을 제외하고는 우울증을 관리하는데 있어 약물 복용을 장기간 사용하기는 어려우므로 향후 위험 요소를 감소시키는 것이 이상적이다. 일단 관해상태로 들어가면 보통 약물 복용을 중단하기 위한 시도가 이루어진다. 심리치료가 진행되어왔거나 현재 하고 있는 상태에서는 이런 시도가 더 쉽게 성공하는 경향이 있다.

Q52 지금 복용하고 있는 항우울제가 듣지 않습니다. 다음엔 어떻게 해야 하나요?

■ 앤

치료를 하는데 있어 가장 힘든 부분 중 하나는 내 딸의 양극성장애를 효과적으로 치료하는데 맞는 약물을 찾고 적절한 용량을 알아내기 위해 오랜 시간동안 시행착오를 거친 것입니다. 비교적 안정되고 심한 기분의 변화를 경험하지 않게 될 때까지 거의 2년이 걸렸지요. 참을성과 인내심 역시 치료의 한 부분이었습니다. 그리고 그 결과 내 딸은 자신의 인생과 대학생활을 다시 시작할 수 있게 되었습니다.

■ 앤서니

당신의 주치의에게 말해야만 합니다. 좌절감을 느낀다면 주치의와 상의하세요. 선택할 수 있는 것이 그렇게 많지 않습니다. 내 주치의는 약물을 바꿔주며 만일 이 약이 듣지 않는다면 다른 약으로 바꿀 것이라고 말했어요.

약물 치료를 시작했는데도 별로 기분이 나아지지 않는다면 낙담할 수 있다. 제약회사에선 그들이 출시한 항우울제가 거의 "기적적인 수준"의 회복을 시켜줄 것 처럼 광고한다. 그러나 실제 임상에서의 진실은 항우울제 투약시 약 60%에서 70% 정도의 반응율을 보인다는 것이다. 이것은 첫 번째 약물 투약 시 30% 이상에서 호전을 기대할 수 없다는 것을 의미한다. 그러나 약물이 효과가 없었다면 가장 먼저 생각해 봐야할 요인들은 다음과 같다.

- 약물 치료를 충분기간 했나?
- 충분한 용량을 사용했는가?
- 처방한 대로 복용을 제대로 했는가?

항우울제를 복용하고(적정한 용량에 도달한 후부터) 충분한 효과가 나타날 때까지는 보통 4주에서 6주 정도(간혹 8주 이상)의 시간이 걸린다. 간혹 약물의 용량이 적절하지 못한 경우가 있다. 부작용이 적던지 견딜 수 있기만 하다면 용량을 사용할 수 있는 최대 용량까지 증량할 수 있다(부록 B 참고). 부작용이 없고 충분한 치료효과가 나타나지 않는다면 당신의 주치의는 통상적인 최대 용량을 초과하여 약물을 사용하려고 할 것이다. 일반적으로 최대 용량을 6주 이상 처방받아 왔다면 적절한 약물 치료는 이루어진 것이다. 그럼에도 호전이 없다면 다른 약물로의 변경이 이루어져야한다. 약물의 변경은 같은 계열의 약물군에서도 해볼 수 있다. 예를 들면, 한 가지 SSRI에 반응이 없었다고 해서 다른 SSRI에도 효과가 없는 것은 아니다. 만일 부분적인 반응만 보일 경우라면 당신의 주치의는 다른 약물을 병용하려고 할지도 모른다. 약물을 병용할 때는 치료에 도움이 되는 다른 신경전달물질 체계를 이용하기 위하여 작용 기전이 다른 약물을 사용하는 것이 일반적이다. 이것은 심장내과 의사가 처음 항고혈압제를 처방한 후에도 환자의 혈압

이 계속 높을 때 처방하는 것과 비슷하다. 그러므로 투약한 약물로 치료가 실패로 돌아갔을 때 대응은 같은 계열 내에서 약물 변경하기, 다른 계열의 약물로 변경하기, 서로 다른 계열의 약물을 병용하기, 항우울제 이외의 다른 약물을 사용하기 그리고 치료에 잘 반응하지 않는 우울증에 ECT(전기경련요법)를 이용하는 것들이다.

당신의 주치의에게 처방 받은 약을 얼마나 잘 복용하고 있는 지 알려주는 것은 매우 중요하다. 사람들이 어떤 이유로 약 복용을 잊거나 건너뛰는 것은 드문 일이 아니다. 흔히 사람들은 의사를 화나게 하고 싶어하지 않기 때문에 이런 일을 털어놓지 않는다. 만일 약을 복용하는데 어떤 문제가 있다면 이를 의사에게 알리는 것은 너무나 중요하다. 그래야만 약물의 부작용과 같은 투약을 방해하는 것들에 대해 당신과 의사가 의논할 수 있다. 아예 규칙적으로 약의 일부를 빼고 복용하는 경우에도 충분한 효과를 볼 수 없게 되고 의사가 이런 사실을 모른다면 쓸데없이 다른 약물을 추가하게 될 수도 있다.

Q 53 약을 먹으면 내가 좀비처럼 보이거나 약을 먹고 있는 티가 나지 않을까요?

■ 앤

내 딸에게 처방되었던 약 중 어떤 것은 진정작용이 상당히 심했습니다. 그 여파가 너무 커 지장이 심해지자 내 딸은 의사와 함께 더 효과적인 약물을 찾았습니다. 치료의 목표는 환자로 하여금 정상적인 활동을 할 수 있게 해주는 것이므로 자신의 주치의에게 분명하게 말하고 서로 대화하는 것은 중요합니다.

약을 먹은 것처럼 보이는 것 때문에 일부 사람들은 항우울제로 치료하려 하지 않는다. 비록 정신과 치료에 이용되는 몇 몇 약물들이 사람의 각성상태에 영향을 줄 수 있으며 아마도 이 때문에 사람을 로봇처럼 보이게 하거나 지나치게 진정되어 늘어져 있는 것처럼 보이게 만들 수 있지만 항우울제는 그런 영향을 주지 않는다. 진정작용이나 졸림은 몇 몇 약물의 부작용으로 나타날 수 있지만 복용 시간을 바꾸거나 다른 약물로 변경하는 것으로 보통은 피할 수 있다. 어느 누구도 당신이 항우울제를 복용하고 있다는 것을 겉모습을 보고 알 수 없다. 그 반대로 우울증은 당신의 집중력과 활력을 저하시켜, 피로하게 만들 수 있기 때문에, 항우울제 치료는 오히려 당신을 더 활기차 보이게 하지, "로봇"처럼 보이게 하지는 않는다.

일부 사람들은 약을 복용하면 성격이 변할 것이라는 걱정을 한다. 약물은 성격을 변화시키지 않는다. 약물에 의한 부작용 외에 약물 복용으로 인한 어떤 특정한 효과도 경험하지 못한다. 어떤 이들은 항우울제의 진정작용이 없는 것을 보고 "효과가 없다"라고 결론 내린다. 항우울제는 당신에게 뭔가 다른 느낌을 갖게 하거나 약물을 복용하고 있는 것처럼 보이게 하지 않는다. 수년 동안 우울하게 지내왔던 사람들에게(기분 부전장애 같은 경우) 우울한 기분은 마치 그들 자신의 성격인 것으로 보여지기도 한다. 그러므로 우울증이 없어지고 나면 마치 그들의 성격이 변해버린 같아 놀라워한다. 어떤 사람들은 더 이상 슬픔을 느끼지 못하게 될 것이고 인간미를 느끼지 못하게 될 것이라고 믿는다. 사실 슬픔은 정상적인 감정이며 항우울제에 의해 없어지지 않는다. 일부는 자신의 기분이 조금 둔해졌다고 느낀다. 만일 그렇다면 단순히 복용하고 있는 약물의 용량을 조금 줄이면 된다.

Q54 약물로 치료가 잘 되고 있습니다. 그러나 성적인 문제와 관련된 부작용이 있습니다. 어떻게 해야 하나요?

여러 항우울제들이 성적 흥미의 감소에서 오르가즘을 잘 느끼지 못하는 수준까지 성적인 부작용을 나타낼 수 있다. 많은 사람들이 이 문제를 의사에게 문의하기를 너무 쑥스러워한다. 그러나 이런 부작용에 대해 의논하고 어떤 선택을 할 수 있는지 배우는 것은 중요하다. 우울증은 그 자체로 성적 흥미의 감소를 일으킬 수 있으므로 먼저 약물 치료로 우울증이 관해 상태가 되었는지 여부를 결정해야 한다. 만일 우울증 증상이 사라진 상태라면 우울증을 앓기 전 또는 치료를 시작하기 전 성적인 기능과 같은 다른 요인들 역시 생각해봐야 한다. SSRIs 약물들은 성적인 문제와 관련한 부작용이 상당히 높다. 이런 문제로 인해 약물 복용의 순응도가 떨어지고 따라서 약물의 치료 효과 역시 감소한다. 이런 부작용에 대응할 몇 가지 방법이 있다. 시간이 지나면 이런 부작용이 그냥 좋아지기도 하므로 때로는 그냥 "기다려보는 것"이 효과적이다. 또 다른 방법은 사람마다 약물에 대한 효과가 차이가 나기 때문에 다른 SSRI 약물로 변경하거나 또는 성적인 문제를 일으키지 않는 다른 계열의 항우울제로 변경하는 것이다. 성적인 문제와 관련한 부작용을 일으키지 않는 항우울제는 다음과 같다.

- 부프로피온 (웰부트린)
- 멀타자핀 (레메론)
- 네파조돈 (세르존)

그러나 질문 49에서 언급한 것처럼 네파조돈은 몇몇 사례에서 간부전을 일으키는 것으로 밝혀져 다른 방법이 모두 효과가 없을 경우 외에는 통상적으로 처방하지 않는다. 만일 현재 사용하고 있는 약물이 효과가 있고 다른 약물로 변경하는 것이 그다지 효과가 있을 것 같지 않다면 성적인 문제를 일으키는 SSRIs의 부작용을 감소시킬 수 있는 다른 약물을 병행하여 투여할 수 있다. 현재는 실데나필(비아그라), 부프로피온 그리고 허브 요법 등이 이용되고 있지만 이런 여러 선택은 반드시 주치의와 상의해야 한다.

Q55 *주치의는 우울증을 치료하기 위해 약물을 권하고 있습니다. 나는 치료 하지 않고 우울증이 그냥 사라질지 기다려 보려고 합니다.*

우울증은 종종 순환하며 나타난다. 그래서 충분히 기다린다면 치료 없이도 좋아질 수 있다는 것은 사실이다. 하지만 이렇게 되려면 수개월 혹은 그 이상의 시간이 걸릴 수 있다. 이런 식의 접근 방식에는 상당한 위험이 있다: 학교나 직장에서 생산성의 상실, 대인 관계의 어려움, 가족 내 갈등, 재정적인 문제, 소아의 경우 발달의 지연 그리고 가장 심각한 자살이다. 우울증 삽화를 치료한다면 삽화의 기간을 상당히 줄일 수 있으며 보다 빨리 사회에 복귀하게 할 수 있다. 또한 연구에 의하면 우울증은 그 자체로 두뇌에 해로운 영향을 끼친다. 이렇게 되면 다음 우울증 삽화에 더 취약하게 되고 더 심한 우울증을 겪을 가능성이 높아진다.

우울증을 치료하지 않는 경우 당신의 신체적인 건강에도 해로운 영향을 줄 수 있다. 스트레스 상황에서 신체는 대응 능력이 떨어지며 신체 질환의 회복에 좋지 않은 영향을 준다. 수면의 문제 역시 신체 기능을 손상시켜 그 결과 활력이 떨어지고 집중에 어려움이 생긴다.

우울증 환자는 약물과 알코올 남용의 위험이 높으며 남용은 우울증 증상의 악화를 불러온다. 그 결과 기능은 더 떨어지고 법적인 문제를 야기 된다. 우울증 환자는 대인관계에 문제를 일으키고 이혼하게 될 위험이 높으며 그들의 자녀와 강한 **애착 관계**를 형성하는데 어려움을 겪을 수 있다.

애착관계 :
아이와 보호자 사이의 심리적 연결.

우울한 아이들은 사회적, 감정적 발달에 문제가 나타날 수 있으며 향후 기분의 문제를 일으킬 위험이 높아진다. 가장 심각한 것은 우울증을 치료하지 않는 경우 자살의 위험이 높아진다는 것이다. 자살 사고는 우울증이 해결되지 않고 절망감이 지속되면 자살 시도로 이어질 수 있다.

많은 이유로 우울증의 치료는 중요하다. 우울증의 치료가 지연되는 것은 심장 질환, 당뇨, 고혈압 그리고 암과 같은 신체 질환의 치료를 지연시키는 것과 같이 위험하다.

Q56 항우울제를 복용하고 있는데 다른 약을 함께 복용해도 되나요?

약초 또는 일반의약품(전문의약품이 아닌)을 포함하여 당신이 복용하고 있는 어떤 약물이던 주치의에게 알려주는 것은 중요하다. 많은 약물들을 같이 복용할 수는 있지만, 다양한 약물들 간의 상호작용의 가능성이 존재한다. 그러므로 이에 대한 고려가 이루어져야한다. 때로는 상호작용이 미약하고 부작용이 더 해지는 정도이다(예, 진정작용이 같이 나타날 수 있다).

다른 경우, 한 가지 약물이 다른 약물의 체외 배출에 영향을 줄 수 있어서 체내에 약물을 심하게 축적시킬 수도 있고 빠르게 감소시킬 수도 있다. 그 결과 독성이 나타나거나 그 효과가 떨어질 수 있다. SSRIs는 약물을 **대사** 시키는데 특별한 효소들이 관여한다. 각각의 SSRI는 대사과정에서 서로 다른 고유한 효소들이 관여한다. MAOIs는 생명을 위협할 수 있는 **세로토닌 증후군**을 일으킬 수 있는 위험이 높아 다른 모든 항우울제와 함께 사용하는 것이 금기이다(때론 숙련된 의사가 위험을 최소화하기 위한 체계적인 방법을 동원해 처방하는 경우도 있다). 세로토닌 증후군은 중추신경계에 세로토닌이 과도하게 존재하는 경우에 나타난다. 증상으로는 진전, 혼돈, 실조증(운동 협응 능력이 저하), 발한, 오한 그리고 초조이다. 대부분의 SSRIs는 심장 독성의 위험으로 인해 치오리다진(멜러릴)과 함께 사용하는 것이 금기이다. SSRIs는 편두통에 흔히 처방되는 시부트라민(이미트렉스)과 함께 사용할 경우 세로토닌 증후군의 위험이 있기 때문에 주의해서 사용해야한다. 우울증에 이용되는 허브 요법인 성요한초(고추나물의 일종) 역시 세로토닌 증후군의 위험 때문에 항우울제를 복용하고 있는 동안에는 반드시 피해야한다. 어떤 경우, 정신과 의사들이 두 가지 SSRIs를 함께 사용하려고 할 때가 있지만 상당한 주의가 필요하다.

> ***대사 :***
> 혈중에서 약물이 분해(제거)되는 과정.
>
> ***세로토닌 증후군 :***
> 매우 드물지만 생명에 위협을 주는 증후군으로 체내에 세로토닌의 과도한 경우 직접적으로 신체에 영향을 준다.

질문 42에서 기술한 것처럼 MAOIs에는 피해야 할 음식에 대해 상당히 특별한 지침이 있다. 또 이와 유사하게 다른 약물과도 상당한 상호관계가 있을 수 있다. 위에서 이미 언급한 것처럼 대부분의 다른 항우울제와 함께 사용할 수 없다. 다른 항우울제를 사용하기 2주 전에 MAOIs를 반드시 중단해야하며, MAOI를 투약하기 2주 전에 다른 항우울제를 반드시 끊어야 한다. 슈도에페드린과 옥시메타졸린 같은 피해야 할 일반 의약품들도 많이 있기 때문에 MAOI를 복용하고 있는 동안에는 일반 의약품을 복용하기 전에 주치의나 약사에게 검토를 먼저 받는 것이 중요하다. 이는 단지 정신과 약물에만 해당되는 것이 아니라 모든 약물에 해당되는 것이다.

Q57 내 내과 주치의가 항우울제를 처방하고 있습니다. 내가 전문가를 만나야 할 필요가 있는지 어떻게 알지요? 정신약물의 전문가를 만나야 하나요?

일반 내과 의사도 종종 우울증을 적절하게 치료할 수 있다. 그러나 정신과적 자문이 이루어져야만 한다. 만일 불안, 물질 남용, 심한 자살 사고, 복잡한 성격적 문제와 같은 상황이 동반되어 있다면 우울증을 치료하는데 정신과 의사가 더 적합하다. 특히, 정신과 의사는 일반 의사보다 더 자주, 더 긴밀한 면담을 제공할 수 있다. 일반 의사가 우울증을 치료하는 경우 일반적으로 치료 기간을 너무 짧게 가질 뿐 아니라 약물의 용량도 부족하게 처방하는 경우가 흔하다. 처방한 약물에 대해 우울증이 호전을 보이지 않는다면 분명히 정신과 의사의 자문이 필요하다.

어떤 사람들은 정신약물 전문가의 서비스를 원한다. 정신약물 전문가라는 단어가 정신과적 문제를 치료하는 약물의 전문가라는 의미로 들리기 때문에 종종 잘못 호도될 수 있다. 사실 모든 정신과 의사들은 정신 질환에 이용되는 약물에 대해 적절하게 훈련되어있으며 정신약물 전문가로 따로 지정되지는 않는다. 일부 정신과 의사들이 정신질환에 대한 치료를 약물로만 한정하고 스스로 정신약물 전문가로 부른다. 풍부한 임상 경험과 연구 활동의 참여 등으로 인해 더 치료하기 어려운 환자를 다른 정신과 의사들로부터 의뢰를 받게 되어 특정 질환과 약물 치료에 더 전문적인 의사를 찾을 수 있다. 그러나 통상적으로 대부분의 질환에서는 일반 정신과 의사로도 적절한 치료를 받을 수 있다. 정신과 영역 안에서 특화된 전문가는 소아 청소년(소아정신과의사), 노인(노인정신과의사), 내과적 질환이 동반되어 있는 경우(자문-조정 정신과의사) 그리고 약물 남용 문제(중독정신과의사)를 치료하기 위해 필요하다.

58 나는 우울한 것이지 조증이 아닌데 왜 항우울제와 함께 기분 안정제가 필요한가요?

"기분안정제"에는 여러 가지 의미가 있다. 일반인들한테는 항우울제를 포함해서 기분 상태를 호전시키는 어떤 약물도 모두 기분안정제이다. 대부분의 정신과 의사들에게 기분 안정제란 조증을 치료하고 예방하는 종류의 약물들이다. 일반적으로 이런 약물들에는 발프로익 산 그리고 카바마제핀 같은 항전간제(간질 치료제); 올란자핀, 쿼티아핀 그리고 리스페리돈과 같은 비정형 항정신병약물; 그리고 리튬이 포함된다. 그러나 진짜 기분 안정제의 정의는 우울증과 조증 양쪽 모두를 치료하고 예방하는 약물이다. 이런 정의로 본다면 진정한 기분 안정제는 존재하지 않는다. 항우울제에 비해서는 우울증 치료 효과가 떨어지지만, 그래도 리튬이 이 정의에 가장 근접한 기분 안정제일 것이다. 항불안제를 포함한 다른 항조증 약물들은 결코 기분 안정제로 생각할 수 없다. 과거 한 때, 알프라졸람이 불안과 조증 뿐 아니라 일부 우울증 치료에 사용되었다.

그러므로 정신과 의사가 항우울제와 함께 기분 안정제를 처방할 때는 어떤 종류의 약물을 처방한 것인지 또 그 목적은 무엇인지 정확하게 알아야

할 필요가 있다. 많은 경우에 우울증과 동반하여 다른 증상이(정신증과 같은) 나타날 수 있으므로 비정형항정신병약물을 항우울제와 함께 처방하는 것이 적절하다. 또 다른 환자들은 상당한 불안과 공황장애를 경험할 수 있어 이런 경우에는 항불안제를 추가하는 것이 적합할 수 있다. 어떤 환자들은 이전에 조증 삽화를 나타낸 적이 전혀 없음에도 증상이나 가족력에서 양극성 장애의 가능성이 강력하게 의심되는 경우가 있다. 이런 경우, 우울증이 심해서 적극적인 치료가 필요 없다면 가장 안전한 처방은 기분 안정제를 단독으로 처방하는 것일 수 있지만 이런 경우 정신과 의사는 항우울제와 함께 예방 목적으로 항전간제, 리튬 또는 비정형항정신병약물을 처방 할 수 있다. 마지막으로 일부 환자들은 항우울제에 충분한 효과를 보이지 않을 수 있다. 충분한 효과를 보지 못하는 경우 정신과 의사는 흔히 다른 약물로 변경하기 보다는 원래 처방하고 있는 약물의 효과를 높일 수 있는 다른 약물을 추가하려고 하는 경향이 있다.

Q59 나는 "off-label" 약물을 처방받아왔습니다. 이것은 시험 삼아 처방한다는 의미인가요?

"off-label"[2]은 FDA에서 승인하지 않은 방식으로 약물을 사용하는 경우

2 역주) "off-label : off-label에 대한 정확한 번역은 불가능하지만 우리나라의 사정에 맞춰보면 가장 근접한 것이 임의비급여로 생각된다. 우리나라의 경우 약물을 판매하기 위해선 그 효과나 효능에 대해 식약청의 허가가 필요하고 그 후 의료 보험 적용 범위를 보건복지가족부에서 고시한 [요양급여 기준에 관한 규칙]에 의거하여 정하게 된다. 그리고 이 범위 내에서 약물을 사용하는 경우에는 의료보험의 적용을 받을 수 있다. 그러나 효과가 있는 것으로 검증된 모든 질환에 보험이 적용되는 것은 아니다. 그 이유는 본문에서와 같다. 그래서 실제 의료 현장에서는 어떤 질환에 효과가 있는 것으로 검증 된 약물임에도 심평원에서 정한 범위에 들지 못하는 경우 보험적용을 받지 못하고 비급여(소위 말하는 일반)로 약물을 처방하게 된다.

이다. 이것은 실험적(시험적)인 처방인가? 절대로 그렇지 않다. 이것은 단지 약물의 특정한 사용을 허가받기 위해 FDA에 연구 결과가 제출되지 않았다는 것을 의미한다. 이것은 연구가 이루어지지 않았다는 뜻이 아니다. 많은 연구들이 아직 제출되지 않을 수도 있고, 이미 제출되어 유럽 정부의 승인을 받은 것일 수도 있다. FDA의 승인을 받은 경우에 비해 덜 처방된다는 의미도 아니며, FDA에서 승인한 용량 범위 이 외의 처방이 효과가 없고, 안전하지 않다는 것을 의미하는 것도 아니다. 그렇다면, FDA에서 승인한 것보다 더 어리거나 더 나이든 집단의 약물 사용시, 안전하지 않다는 뜻도 아닌 것이다. 그것은 단순히 회사가 FDA의 승인을 얻기 위해 약물을 신청할 때 제출된 연구에서 반영한 특정 진단, 용량범위, 연령 집단을 의미하는 것뿐이다.

약물의 연구와 개발에는 흥미로운 이력이 있다. 정신과 약물은 종종 뜻밖의 재미있는 발견에 의해 찾게 된다. 대부분의 약물들은 신체에 다양한 효과를 가지고 있으며 마케팅의 문제로 한 가지 특정한 작용을 강조하고 나머지 작용은 배제하는 일이 많다. 예를 들면, 최초의 항정신병약물은 높은 사망률을 보이는 외과적 쇼크를 방지할 수 있는 약물의 발견에 깊은 관심을 가지고 있던 외과의사에 의해 개발되고 시험되었다. 다른 신체적인 다양한 효과 뿐 아니라 항정신병 효과 역시 임상적인 관찰에 의해 발견되었다. 처음 미국에 이 약을 소개한 회사에서는 항정신병약물로서는 시장성이 없다고 보고 항구토제로 출시했다. 반복적인 의사주도의 교육을 통해 미국의 정신과 의사들은 정신분열병 환자를 치료하는데 쉽게 이 약물을 시도하게 되었다. 처음 항우울 효과가 발견된 것이 결핵 치료약을 개발하는 과정에서라는 것도 이상하지만 엄연한 사실이다. 나중에 이 약물이 연접간격에서 노르에피네프린, 세로토닌 그리고 도파민을 파괴하는 효소인 단가아민산화효소를 억제한다는 것이 밝혀졌다.

어떤 특정한 약물을 고혈압치료제, 항정신병약물, 항우울제 또는 항전간제라고 부르는 것은 사실, 잘못된 것이다. 이런 이름은 실제로는 특정 약물이 출시되었을 때(잘 맞춰 준비한) 그 대상으로 삼는 집단을 반영하는 것이지 그 약물이 효능을 나타내는 범위를 나타내는 것이 아니다. 또한 이것은 FDA의 승인을 받기 위해 회사에서 들인 비용을 뜻하는 것이기도 하다. FDA는 승인을 받기 위해서는 각각의 약물이 특정한 진단을 대상으로 하도록 요구하고 있다. 한 가지 진단을 대상으로 승인을 받는 것도 막대한 비용이드는 대규모 사업인데, 여러 진단을 대상으로 승인을 받으려면 비용은 기하급수적으로 불어나게 된다. 그러므로 회사에서는 투자에 대한 회수를 예상할 수 있는 경우 외에 더 많은 진단에 대해 승인을 받기 위해 연구 자료를 제출하려 하지 않는다. 그 결과 임상에서는 FDA에서 승인한 약물의 사용범위와는 차이를 보이게 된다. 실제 임상 치료에서는 연구나 출판을 통한 발표보다는 좀 더 빠르게 적용된다. 임상연구가 있어야 특정 약물의 효능에 대한 확실한 증거로 인정할 수 있지만, 세밀하게 진행되는 임상적 관찰이 위대한 약물의 발견을 이끌어낼 수 있으며 아직 연구결과가 발표되지 않았다는 단순한 이유로 이런 시도를 중단할 수는 없는 것이다.

정신과 영역에서 "off-label" 약물을 사용하는 것에 대해 두 가지 타당한 이유가 있다. 첫째, 정신과적 진단은 DSM-IV-TR에서 정의하는 범주에 깔끔하게 맞아떨어지지 않는다. 일반적으로 중복되는 증상들이 상당수 있다. 예를 들어, 무쾌감증 또는 흥미의 상실은 우울증, 정신분열병 그리고 전두엽 손상을 포함한 여러 상황에서 보일 수 있다. 많은 정신과의사들은 DSM 진단을 무시하고 특정 증상의 기저에 있는 특정 신경화학을 목표로 하여 약물을 처방해야 한다고 믿고 있다. "off-label"을 처방하는 것에는 또 다른 명백한 이유가 있다. 인간은 분류하기가 어렵다. 물론 우울증으로 고통 받고 있는 두 개인 사이에 대략적인 유사점이 있을지 모르지만 생물화학적 관점 그리고 심리학적 관점 모두에서 정확하게 같은 방식으로 두 사람이 고통 받는 것인지는 의심의 여지가 있다. 그러므로 어떤 사람은 특정한 치료 또는 항우울제에 반응을 보일 수 있지만, 다른 사람은 그렇지 않을 수 있다. 그 이유는 특정 치료 그리고 항우울제의 생물화학적 차이에 의한 것이지 그들의 유사성 때문에 생기는 것이 아니다. 따라서 정신과에서 "off-label"을 사용하는 것은 예외적인 것이 아니라 원칙적인 내용에 포함된다. 한 과학 연구의 한 예가 있다: 어떤 사람이 어떤 특정 상표의 콜라를 마시면 심계항진이 나타나는데 다른 상표의 콜라를 마시면 나타나지 않는다는 것을 알고 심장내과 의사를 찾았다. 의사는 노골적으로 그의 이야기를 묵살했다. 그는 그의 의견대로 각각 다른 상표의 콜라를 마신 후 스트레스 검사할 것에 동의하는 다른 심장내과 의사를 찾았다. 아니나 다를까! 특정 상표의 콜라에서 심실성빈맥이 나타났고 다른 상표의 콜라에서는 나타나지 않았다. 한 사람의 개별적인 경우라도 절대 과소평가해서는 안 된다.

60 입원치료가 필요할 때는 언제인가요? 어떤 경우에 하게 되나요?

입원은 치료의 가장 높은 단계이다. 다른 정신과적 질환 뿐 아니라 우울증이 가장 심해졌을 때 하게 된다. 입원을 결정하는 한 가지 기준은 자살이다. 자살 사고가 있다고 해서 자동적으로 입원을 하게 되는 것은 아니지만 자기 자신(또는 타인)을 해칠 위험의 정도에 대한 조사가 빨리 이루어져야 한다. 만일 기능이 너무 떨어져 자신을 적절하게 돌보지 못하게 된다면(예, 스스로 앉아서 식사를 하지 못하게 되는 것) 이 또한 입원의 지침이 될 수 있다. 흔히 우울증을 앓고 있는 사람은 권유를 받았을 때 기꺼이 입원하려고 하며 이런 경우 자의로 입원하게 된다. 그러나 그 외에는 의사가 입원의 필요성을 확신하고 있을 때도 환자는 거절한다. 이 때 의사는 환자의 의사에 반하여 강제로 입원시킬지 여부를 판단할 필요가 있다. 이런 강제 입원의 기준은 주마다 다르지만 본인의 의지에 반하여 입원시키기는 쉽지 않다. 대부분의 주에서는 환자의 권리를 보호하기 위한 정신보건법을 갖추고 있다. 일반적으로 자신이나 타인에게 위험한 경우가 입원을 시키는 기준이 된다. 또한 이에 대해 이의를 제기하는 절차가 있다(질문 89 참고).

Q61 항우울제를 복용하고 있는데 술(포도주)을 마셔도 되나요?

일반적으로 술은 우울을 유발시키므로 우울증을 앓고 있을 때는 어떤 종류의 술도 마시지 않는 것이 좋다. 슬픔에 빠져 있을 때 모든 사람들이 항우울제를 먹는 것은 아니므로 이런 조언은 당신과는 별 상관없을지도 모른다. 그러나 많은 정신과 질환들은 증상이 서로 겹치며 특히 불안증과 우울증이 그렇다. 주치의가 우울증보다는 불안증을 치료하기 위해 약물을 처방했더라도, 일반인에 비해 우울증의 위험은 여전히 높으므로 술을 삼가하라는 것은 좋은 충고이다. 술은 또한 불안증을 악화시킨다. 그리고 술 자체가 가지고 있는 항불안 효과 때문에 일부에서는 자가-치료처럼 술을 이용하게 되며, 불안증이 있는 환자에서 **의존**으로 이어질 수 있다.

의존 :
일상적인 신체 기능을 유지하기 위해 약물에 의지하는 것.

악성 고혈압 :
혈압의 상승이 갑자기 그리고 빠르게 진행하며 두통을 포함하여 심한 증상이 동반된다.

만일 당신이 계속 술을 마신다면 술과 항우울제 사이의 상호작용으로 위험이 있을까? MAOIs 같은 일부 항우울제 약물의 경우 위험은 상당히 심각하다. 몇몇 종류의 술은, 특히 붉은 포도주 등은 약물과의 상호작용으로 생명을 위협하는 **악성고혈압**으로 이어질 수 있다. TCAs의 경우 위험은 약물이 가지고 있는 진정작용에 의해 생기며 술의 진정작용에 더해져 중독이 일어나고 약물의 부작용이 더 잘 나타난다. 마지막으로 최근에 개발된 SSRIs의 경우 진정작용 또는 인지 기능과 운동 조정 능력에 부정적인 영향을 주므로 가중되는 효과가 크다는 것은 두 말할 필요도 없다. 항우울제를 복용하고 있는 동안 포도주(술)를 마신다면 그 효과를 관찰하며 주의하는 것이 최선이다.

Q62 장기간 약물 복용에 따르는 위험은 없나요?

항우울제와 자살사이의 연관성에 대해 문제를 제기하는 최근의 발표를 보면(질문 78 참고) 항우울제가 마인드 콘드롤의 형태로 성격과 마음에 장기간의 영향을 준다는 우려가 있어 왔다. 그런 생각은 분명히 잘못된 것이다. TCAs가 가장 오랜 기간 동안 활용되었고 그 기간은 거의 50년 정도가 된다. 그리고 장기간 사용과 연관된 위험은 결코 없었다. SSRIs로 알려진 새로운 계열의 약물은 푸로작이 소개된 1980년대부터 활용되었다. 암 또는 심리적인 효과 이외의 의학적 상태와 같은 약물과 관련된 장기간의 위험에 대한 다수의 연구가 시도되어 왔다. 이런 연구들 중 어떤 것도 아직 어떤 것도 정밀하게 진행된 것이 없다. SSRIs와 자살 행동을 연관 짓는 모든 연구들이 치료를 시작하는 시점에서의 자료와 자살 행동과 연관될 가능성이 있는 애매한 부작용에 대한 자료를 분석한 것이다. 그런 부작용은 불안 그리고 불면 또는 환자를 불편하게 만드는 **추체외로 부작용**(**정좌불능**)에 의해 증가될 수 있다. 자살과 관련한 또 다른 요인은 기분이 호전되기 전에 동기(의욕)가 먼저 호전되는 것이다. 그 결과 자살의 욕구를 실제 행동으로 옮기는 동기가 증가될 수도 있다. 이

> ***추체외로 :***
> 정지상태의 운동 기능을 조절하는 뇌의 부분
> ***정좌불능 :***
> 가만히 있기 힘든 느낌. 이 때문에 끊임없이 움직이게 된다.

때문에 치료 초기 동안 철저한 관찰이 반드시 필요하다.

비록 항우울제의 장기간 사용에 따른 부작용에 대한 보고가 없더라도 당신의 주치의는 정기적인 혈액검사 등을 통해 각 장기의 기능을 관찰하길 원할 수도 있다. 항우울제는 간에서 해독되므로 일부에서 드물게 경한 수준의 간기능 장애가 나타날 수 있다. 그러나 일반적으로 항우울제는 장기간 사용에 따른 위험과 관련이 없다.

> ***지연성 운동장애 :***
> 항정신병 약물 사용 시 상당한 시간이 지난 후 나타날 수 있다. 입, 혀 또는 입술에 특징적으로 나타나며 회복 되지 않는 경우가 흔하다. 그러나 최근에 나온 비정형항정신병약물에서는 드물게 나타난다.

장기간 사용으로 간 또는 신장에 영향을 줄 수 있는 항전간제 그리고 항정신병약물 등이 항우울제와 함께 사용될 수 있다. 또한 항정신병약물은 **지연성 운동장애**라고 불리는 질환의 발생과 관련이 있다. 이것은 주로 입 주변의 영구적인 이상 운동을 일으킨다. 이 문제는 초기에 개발된 항정신병약물에서 더 흔하지만 드물게는 최신 약물에서도 생길 수 있다. 당신의 주치의는 이런 영향에 대해 예의주시 할 것이고 필요한 경우 최소한의 기간 동안에만 항정신병약물을 사용할 것이다. 예를 들어 정신병적인 증상을 동반한 우울증의 경우 치료를 위하여 항우울제와 항정신병약물이 모두 이용되지만, 가능하면 우선적으로 항정신병약물을 줄여나가다 중단하는 과정을 거치게 된다.

Q63 항우울제가 자살 또는 폭력성을 일으킨다고 최근 언론에서 말이 많습니다. 무엇이 사실인가요?

자기 자신 또는 타인에 대한 공격적인 행동은 다양한 인자의 영향을 받는 매우 복잡한 행위이다. 항우울제가 사람들을 공격적으로 만드는가에 대한 논의를 시작하기 전에 이 약물과 공격성 사이에 인과관계가 있는 지에 대한 논의를 한다는 것이 어떤 의미를 갖는 것인지 이해하는 것은 중요하다. 어떤 공이 다른 공을 때리게 되면 그것이 원인이 되어 공이 움직이게 되는 원인이 된다는 단순한 물리법칙과 같은 원인을 당연히 생각할 수 있다. 그러나 이런 인과 관계는 항우울제와 공격성 사이에 존재하는 관계와는 명백히 다르다. 인과관계를 물리적 관점에서 본다면 유일하고 분명한 사실은 항우울제가 이동 펌프를 차단하여 연접간극에서 신경전달물질의 재흡수를 방해 한다는 것이다. 그 후에 항우울제가 어떻게 항우울효과를 나타내는 가는 분명히 과학적인 근거에 기초한 것이긴 하지만 순전히 이론적인 것이다. Physician's Desk Reference(FDA에서 승인한 약물을 소개한 약전)에는 항우울제의 치료 기전에 대해 "알려져 있지 않다"고 기술되어 있다. 어떻게 항우울제가 우울증을 호전시키는 지는 알려져 있지 않다는 말이다.

다른 형태의 인관관계는 무엇이 사람들로 하여금 특정 방식으로 행동하게 만드는지에 대하여 고려할 때 생각할 수 있는 연관성이다. 예를 들면, 배가 고프면 사람은 먹고 갈증이 있으면 마시게 된다. 여기에선 느낌과 행동 사이에 분명하고 간단한 관계가 있다. 복수, 질투, 탐욕과 같이 특정한 범죄를 저지르게 만드는 동기와 관련한 좀 더 복잡한 다른 인과관계가 있다. 여기에서 사람들은 공격적 행동과 행동을 일으키기 직전 가해자의 마음 상태 사이의 인과관계를 찾는다. 늘 그렇듯이 특정 공격행동의 배후에 있는 그럴듯한 동기를 발견하지 못하면 사람들은 그 책임을 정신 질환으로 돌린다. 만일 누군가 약물, 술 또는 "심리상태에 영향을 주는" 것으로 추정되는 다른 약물을 하고 있다면 그들 역시 개입되어 있을 수 있다. 비록 정신 질환 환자는 범죄의 가해자가 되기보다는 희생자가 되기가 훨씬 더 쉽지만 정신 질환을 가지고 있는 일부 사람들은 범죄를 더 잘 저지르는 경향이 있다. 약물을 복용하고 있는 대부분의 정신질환 환자들은 이런 사람들이다. 특정한 공격 행동과 그 밑에 깔려 있는 원인사이의 상관관계를 가려낸다는 것은 질환을 일으키는 다양한 유전적, 생리학적 그리고 환경적 요인 사이의 인과관계를 찾으려는 것과 비슷하다. 물론 동기, 의도 또는 마음의 상태에 영향을 주는 요인은 더 복잡하다. 그러므로 모든 인자들이 관련 있는 것으로 밝혀질 수도 있다. 최근 SSRI라는 항우울제가 소개된 뒤로 전반적으로 자살율은 감소하고 있다. 그러나 특정 SSRIs에 관한 다수의 연구에서 치료 초기에 자살 그리고 자살 시도가 증가한 것으로 밝혀지고 있다. SSRI가 자살을 시도하거나 성공시키는데 영향을 주는지 여부에 대한 주제에 대해 통계적 분석이 결론을 내리지 못한다는 것을 분명히 기억해야하며 특정한 행동의 시도와 성공을 둘러싼 특정한 요인에 대해 반드시 알고 있어야만 한다.

항우울제로 치료하는 초기 기간동안 공격성이 증가하는 데는 여러 가지 원인이 있을 수 있다. 첫째, 항우울제는 치료 초기에 자살을 증가시킬 가능성이 있는 것으로 오래전부터 알려져 왔다. 이것은 일반적으로 기분이 나아지기 전에 에너지의 호전이 먼저 나타나게 되어 우울증 환자가 자신의 자살사고를 실행에 옮길 동력을 얻게 되기 때문이다. 둘째, 짧은 반감기를 가진 SSRIs가 긴 반감기를 가진 SSRIs에 비해 더 강한 관련이 있는 것으로 보인다. 이것은 아마도 약물을 갑자기 중단했을 때 생기는 금단 증상과 반감기 사이의 연관 때문일 것이다. 이 금단 증상은 상당한 불편을 초래하고 불안을 야기 시키며 우울증이 더 심해진 것으로 잘못 해석하게 만든다. 이와 같은 연관성은 아직 추측에 불과하다. 셋째, 항불안제는 그 자체가 초조, 안절부절, 불안, 불면, 두통 그리고 소화불량과 같은 부작용이 있다. 이런 부작용은 실제로는 그렇지 않음에도 우울증이 악화된 것으로 잘못 이해될 수 있다. 마지막으로, 드물게 소수 환자에서 항우울제로 인해 조증 상태로 전환될 수 있는데 이 시기에 환자는 자살 또는 타살 사고에 대해 과민성과 충동

조절의 어려움을 보일 수 있다.

통계적으로 말하자면, 항우울제를 사용하는 인구가 늘어난다는 것은, 항우울제의 복용과 상관없이 자살을 실행에 옮기는 사람들 역시 약물을 복용할 확률이 증가한다는 것이다. 만일 미국인 전체를 대상으로 항우울제를 복용시킨다고 가정할 때, 약물을 복용하는 기간동안 서서히 공격적인 행동의 비율이 증가하는 결과가 나온다면 약물과 행동 사이의 연관성은 100%일 것이지만, 연관 관계를 밝혀내기 위해서 이런 짓을 할 수는 없다. 현재까지, 항우울제와 공격성 사이의 명쾌한 인과관계는 밝혀진 것이 없다.

Q64 나는 단지 우울한 것뿐인데 왜 주치의는 항정신병 약물을 처방하는 건가요?

우울증으로 인해 정신증 증상이 있는 경우 항정신병 약물이 흔히 처방된다. 이런 증상들은 사소한 문제를 중대한 죄악이나 범죄로 믿고 이에 대한 가혹한 처벌을 받아야 한다는 잘못된 믿음을 중심으로 나타난다. 항정신병약물은 이런 증상들을 목표로 하며 이러한 고통스러운 생각과 느낌을 경감시킨다. 그러나 새로운 항정신병약물이 소개되면서 정신증이 없는 경우에서도 항우울제와 함께 이들 약물을 사용하는 것이 새로운 선택사항이 되었다.

새로운 항정신병약물은 흔히 비정형 항정신병약물 또는 2세대 항정신병약물로 불리며, 지연성운동장애로 알려져 있는 비가역적이며 심각한 운동장애의 위험을 낮추기 위해 개발되었다. 정신병을 앓고 있는 환자보다 기분장애를 앓고 있는 환자에서 운동장애의 발생 위험이 더 높다. 2세대 항정신병약물은 이런 위험을 극적으로 감소시켜 왔다. 그 결과, 이들 약물들이 체중증가, 혈당, 콜레스테롤 그리고 지질의 상승을 포함한 신체의 대사에 영향을 준다는 우려가 있기는 하지만, 그 이전세대 약물들에 비해 일반적으로 더 안전하다. 이런 우려에도 불구하고 항우울제 치료에 효과가 적을 때, 양극성 장애의 과거력이 있어서 항우울제로 치료하는 동안 조증의 가능성을 예방할 필요가 있을 때 효과적인 치료법으로 남아있다.

2세대 항정신병약물에는 클로자핀(클로자릴), 퀘티아핀(세로켈), 올란자핀(자이프렉사), 리스페리돈(리스페달), 지프라시돈(제오돈) 그리고 아리피프라졸(아빌리파이)이 포함된다. 2세대 항정신병약물이 그 전 세대 항정신병약물보다 더 폭넓은 효과를 보이는 것은 이들 약물이 많은 신경전달 물질 특히 세로토닌에 영향을 주기 때문이다. 그 결과 이들 약물은 불안과 불면, 주의력, 집중력을 호전시키며 명확한 항조증의 치료 그리고 예방 효과뿐 아니라 어느 정도 항우울제와 같은 효과도 나타낸다. 정신과 의사들은 이런 이유들로 2세대 항정신병약물을 이용하며, 정신병적 증상을 치료하기 위한 용량보다는 낮은 용량을 사용한다. 이런 용도로 사용되는 것은 대부분 "off-label"이지만, 그렇다고 해서 실험적으로(시험삼아) 처방한다는 뜻은 아니다. 많은 연구를 통해 검증이 된 것이다. 다시 한번 말하지만, 의사가 항정신병약물(또는 항우울제 또는 항전간제)을 처방 했다고 해서 정신병(또는 우울증 또는 간질 등)이 있다고 생각할 필요는 없다는 것을 알아야 한다. 그래서 어떤 처방약이던 그에 따른 합당한 근거에 대해 의사에게 묻는 것은 늘 중요한 것이다.

Q65 제네릭 약물과 오리지널 약물은 어떻게 다른가요?

약물의 성분명이라는 것은 약물의 활성 형태를 구성하는 분자를 지칭하는 국제적으로 통용되는 명칭이다. 약물을 개발한 회사는 약물을 환자에게

공급하며 판매에 대한 독점적인 권리를 갖게 된다. 이 때 약물에 대한 상품명을 부여하게 되는데 상품명은 대상이 되는 국가마다 다르게 변경할 수 있다. 예를 들어 성분명이 [파록세틴]이라는 약물은 미국에서는 [팍실], 영국에서는 [세로자트]라는 상품명으로 판매가 이루어진다. 성분명이 [부프로피온]인 항우울제는 [웰부트린] 이라는 상품명으로 처방되며, 금연 약물로 이용될 때는 [자이반] 이라는 상품명으로 판매된다. 성분명이 [플루옥세틴]이라는 약물은 항우울제로 사용될 때는 [푸로작]이라는 상품명으로, 생리전 증상으로 고통받는 환자를 위해 산부인과에서 처방될 때는 [사라펨]이라는 상품명으로 판매된다. 특허권이 상실되고 나면 다른 회사들도 약물을 생산하고 판매할 수 있는 권리를 갖게 된다. 이때부터 보다 저렴한 가격으로 제네릭[3] 약물을 이용할 수 있다. 이 약물들은 자신들의 제네릭 명칭으로 판매된다. 의사들이 오리지널 약물을 그 상품명으로 처음 알게 되므로 계속 같은 이름으로 처방을 계속하는 경우가 흔하다. 법적으로 약국에서는 의사가 약물 변경을 하지 말 것을 특별히 지시하지 않는 한 같은 성분의 저가 약으로 조제해야 한다. 그 결과 처방은 오리지널 약물보다는 제네릭으로 이루어지게 될 것이다.

제네릭 약물과 오리지널 약물 사이에 차이가 있을까? 약물의 약효를 나타내는 유효성분은 동일하다. 유효성분 이외의 부분인 "충전재" 또는 비활성 성분에는 차이가 있을 수 있다. 제네릭 약물보다는 오리지널 약물이 더욱 엄격한 함량 통제 기준을 적용하기 때문에 오리지널 약물보다는 제네릭 약물에서 약품과 약품 사이에 유효성분 함량의 차이가 더 생길 수 있다. 이런 차이는 무시할 수 있을 정도로 사소한 것이며 반복적인 투약에 의해 이런 차이는 사라진다. 오리지널 약물에서 제네릭으로 처방이 변경되었을 때

3 역주) 제네릭 : 특허가 만료된 오리지널 의약품의 카피약을 지칭하는 말로 최근 제약협회에서는 '카피약' 대신 제네릭을 공식용어로 사용키로 결정했다.

환자들은 처음엔 느낌으로 차이를 알아차린다. 그러나 이런 느낌은 약물의 농도가 일정하게 유지되면서 사라지게 된다.

Q 66 항우울제는 우울증 이외에 다른 병에도 처방되나요?

항우울제라고 하는 용어는 사실 부적절한 단어이다(질문 59 참고) 대부분의 정신과 약물은 다양한 효과를 가지고 있으며 항우울제, 항전간제, 항정신병약물 또는 항불안제 같은 명칭을 붙이는 것은 약물의 임상적 효과에 대한 마케팅의 문제이다. 예를 들면, 최근에 나온 항우울제인 SSRIs는 원래 1960년대 고혈압 치료제로 개발된 것이다. TCAs는 첫 항히스타민 제산제인 시메티딘(타가메트)이 개발되지 않았더라면 제산제로 판매되었을지도 모른다.

항우울제는 다양한 특성들을 가지고 있어서 환자가 나타내는 특정 증상에 맞춰 많은 의사들이 이를 활용하고 있다. 예를 들면, 신경과 의사들은 TCAs를 편두통 예방을 위해 오랫동안 사용해왔으며, 내분비 의사들은 이를 당뇨병의 합병증으로 생기는 **신경통**을 조절하기 위해 사용하고 있다. 최근 류마티스와 의사들은 SSRIs가 섬유근육통과 관련된 증상에 효과가 있다는 것을 발견했다. 과민성대장증후군의 가장 효과적인 치료 약물 중 하나는 파록세틴이다. 우울증 이외에 항우울제에 효과를 보이는 질환은 아주 많다. 대부분의 불안장애가 포함이 되지만 특히 범불안장애, 공황장애, 강박증 그리고 외상후 스트레스장애에 효과적이다. 또한 **신체형**장애 뿐 아니라 섭식장

신경통 :
신경의 퇴행변성과 같은 비정상적인 상태에 의해 이차적으로 발생하는 통증.

신체형 :
심리적 요인에 의해 발생되는 것으로 생각되는 신체 증상.

애에도 사용될 수 있다. 내과의사들은 불면증, 만성 통증 질환, 만성피로증후군을 치료하기 위해 광범위하게 이용한다. 산부인과 의사들은 생리통 그리고 생리전후의 여러 증상을 조절하기 위해서도 처방한다(항우울제를 처방할 수 있는 질환들. 표 10, 표 11).

표 10. 항우울제를 사용할 수 있는 적응(지침)

기분장애
불안장애
수면장애
만성 통증 질환
만성 피로 증후군
기능적인 신체질환의 보조적인 치료

표 11. 기능적인 신체 증후군

섬유신경통
만성 허리 통증
과민성 대장 증후군
원발성 생리통
근근막 통증
만성 긴장성 두통
측두하악관절 질환
비심장성 흉부 통증
다양한 (화학적) 과민성

제 5 부

동반되어 나타나는 상태

- 나는 우울증과 불안증 진단을 받았습니다. 두 질환이 동반된 이 상태를 어떻게 치료해야 하나요?
- 나의 배우자는 최근 술을 자주 마십니다. 나의 친구는 그가 아마도 자가 치료를 하고 있다고 생각합니다. 이게 무슨 의미입니까?
- 나는 우울증을 치료하는 것이 나의 문제를 해결할 것이라고 생각하는데, 왜 나의 주치의는 중독에 대한 치료가 필요하다고 말하는 것입니까?

그리고…

67 나는 우울증과 불안증 진단을 받았습니다. 두 질환이 동반된 이 상태를 어떻게 치료해야 하나요?

■ 앤

나의 아이들 중 한 명은, 오랜 기간 불안증을 경험해왔다는 사실이 드러나기 9개월 전에 항우울제로 처방받았습니다. 그리고 그는 그의 우울증상뿐만 아니라 불안증상을 완화시켜줄 수 있는 항우울제 처방을 원했었습니다. 사실, 그의 불안 증세는 더 심해졌고, 그는 추가적인 항불안제를 기존의 처방에 더한 결과 상당한 안정을 되찾았습니다.

불안증은 우울증에서 흔히 나타난다. 사회공포증, 공황장애, 그리고 범불안장애와 같은 일부의 불안 증상은, 우울증과 같은 병에 걸리기 쉽게 만든다. 왜냐하면 심한 불안증에 의한 충격은 사람의 기능에 영향을 미칠 수 있기 때문이다. 이와 마찬가지로 우울증은 불안장애의 도화선이 될 수 있다. 이 둘의 상태에 대한 치료는 종종 매우 유사하고, 흔히 같은 약물 또는 같은 치료 형태로 이루어진다. SSRIs는 많은 불안장애를 앓고 있는 사람에 매우 효과적인 치료이다. 또한 불안증과 우울증을 동시에 앓고 있는 사람에게 이상적이다. 우울증을 치료할 때, SSRIs는 불안에 대한 충분한 효과를 보기까지 몇 주 정도가 소요된다. 비록 우울증의 증상이 주어진 용량으로 관해가 되더라도, 불안증을 치료하는 데에는 흔히 더 높은 용량의 SSRIs가 필요하다. 증상의 호전에 어느 정도 시간이 걸리기 때문에 흔히 단기간에 효과를 볼 수 있는 불안증 치료는 자주 필요하게 된다. 특히 상당한 장애의 결과로 생기는 심한 불안증의 경우에는 더욱 그렇다. 단기간의 효과로 보았을 때, 빠른 불안증상의 호전을 나타내는 벤조디아제핀 계열의 약물로 치료하는 것이 더 낫지만, 습관성의 문제로 장기 치료를 위해 사용하는 것은 추천되지 않는다. 부스피론은 중독되지 않는 항불안증 치료제로 일반적인 불안증에 쓰인다. 이것은 약물남용 과거력이나 환각제 남용이 있는 사람에게 좋은 선택이 될 수 있다. 부스피론은 불안증에 즉시 안정감을 주지는 않는다. 이것은 또한 충분한 결과가 나타나기까지 4주에서 6주 정도의 시간이 걸린다. 병발하는 불안증으로 인해 잘 치료되지 않는 우울증이 생길 수 있으므로, 만약 항우울제에 대한 치료 반응이 미진해 보인다면 치료되지 않은 불안 증상들에 주목하는 것이 중요하다.

정신치료는 불안에 매우 중요한 치료이다. 특히 인지–행동치료는 많은 연구에서 다양한 불안증에 효과가 있는 것으로 증명되었다. 비록 약물이 심한 불안증에서는 증상을 경감시키는데 효과적일지라도, 유의한 수준의 잔여 증상이 흔히 남게 되며 인지–행동 치료는 이 증상을 더 감소시켜 준다. 정신 치료와 약물치료를 함께 적용하는 것은 범 불안장애, 공황장애나, 사회불안장애나, 강박증과 같은 다양한 불안 장애의 치료에 가장 좋은 전형적인 접근 방법이다.

Q68 나의 배우자는 최근 술을 자주 마십니다. 나의 친구는 그가 아마도 자가 치료를 하고 있다고 생각합니다. 이게 무슨 의미입니까?

우울증에 걸린 사람은 알코올이나 약물을 기분이 나아지기 위해 남용하는 경우가 있다. 알코올은 처음엔 기분이 나아지는 것 같은 느낌을 줄 수는 있지만, 사실은 알코올은 기분을 더 우울하게 한다. 이와 비슷하게, "뜨게 만드는" 약물을 사용했을 때에도 대개는 기분이 슬퍼지고 절망적으로 되는 "깨짐(망가짐)"이 나타난다. 종종 우울증은 알코올이나 약물 남용 그 자체로 유발되고 절제할 때까지 지속될 것이다. 때때로, 우울증은 알코올이나 약물 사용보다 먼저 생길 수 있다. 그리고 사람들은 기분이 좋아지기 위해 이러한 물질들을 사용하게 된다. 그러나 전형적으로, 기분이 좋아진다는 것은 단지 "감각을 잃은 것" 또는 우울한 감정에 무감각하게 만드는 것을 의미한다. 드물지만 우울증의 치료로 약물 남용이 중단될 수 있다. 만약 알코올이나 약물에 중독되었다면, 동반된 약물(물질) 남용 또한 치료해야 할 필요가 있다. 알코올이나 약물에 오래 중독되면 될수록, 우울증에서의 회복은 제한적이다. 사실, 약물남용은 우울증 치료에 효과가 없는 경우 의심해 봐야할 문제이다. 감당하기 힘들어할 때 고려되어야 하는 문제이다. 중독 문제를 가지고 있는 사람들은 종종 다른 형태의 치료적 중재가 필요할 수 있으므로 중독 치료전문가를 만나보는 것이 도움이 될 것이다. 또한 우울증과 약물남용 문제를 동시에 가지고 있는 사람을 위한 특화된 치료 프로그램도 있다.

Q69 *나는 우울증을 치료하는 것이 나의 문제를 해결할 것이라고 생각하는데, 왜 나의 주치의는 중독에 대한 치료가 필요하다고 말하는 것입니까?*

■ 앤

양극성 장애 환자들의 상당수는 이중의 진단을 받습니다. 이것은 그들이 자신들의 양극성 장애에 중독 문제를 추가로 가지고 있다는 것을 의미 합니다. 이는 이중 진단 환자에게 그들의 질병에 대해 치료를 지속적으로 받게 하기 위해 아주 중요합니다. 알코올이나 약물의 재발은 양극성 환자의 안정을 해치며, 온

전한 회복 주기의 무력화가 일어나게 될 것입니다.

약물 중독과 우울증을 함께 겪는 환자들은 자살, 살인, 규칙위반, 재발, 긴 입원기간 등에서 높은 비율을 나타낸다. 비록 환자들이 기저에 깔려 있는 우울증에 대해 "자가 치료"를 한다는 개념을 뒷받침하는 몇몇 증거들이 있지만, 항우울제 약물 치료가 절제를 이끌어낸다는 증거는 없다. "자가 치료"라는 가설이 어떤 개인들에게는 적합하게 보일지는 몰라도, 중독이 발생되면, 그것은 인생 자체에 걸림돌이 된다. 항우울제 치료가 약물 중독을 정복할 수는 없다. 또한, 만약 당신이 항우울제의 약물치료 기간 중 약물이나 알코올을 계속 사용한다면, 치료는 필연적으로 비효과적인 상태가 될 것이다. 따라서 우울은 중독에 대한 치료와 병행하지 않고서는 결코 효과를 볼 수 없다.

Q70 *어떻게 알코올 중독과 우울증이 같이 나타날 수 있나요?*

중독과 우울증 사이에는 명확한 관계가 존재한다. 우울증의 발병율은 일반인에 비해 남성 중독자가 세 배 가량 더 높으며, 여성 중독자들이 네 배가량 더 높다. 그리고 모든 우울증 환자 중의 1/3은 중독으로 고통 받는다. 남성은 전형적으로 약물중독을 먼저 보이는 반면에 여성은 전형적으로 기분장애를 먼저 보인다. 이들 의 관계에는 생물학적, 심리적, 사회적 뿌리를 가지고 있다. 생물학적으로, 일부 중독 물질(약물)들은 그 사용을 중단했을 때 우울증을 유발하는 반면에, 많은 중독 물질들은 우울증을 유발시킨다. 게다가, 중독과 우울증은 가족 내에서 함께 발생하는데, 유전적인 위험을 가지고 있기 때문이다. 심리학적으로 특정한 성격은 중독과 우울증에 더 잘 걸리는 경향이 있다. 충동 조절에 문제가 있는 사람들, 화를 쉽게 내는 사람들, 갑작스럽게 중독에 빠져들 가능성이 큰 사람들은 아마도 그들의 감정을 조절하는 데에 도움을 받으려 할 것이다. 불행하게도, 이러한 중독들은 오직 일시적으로만 이익이 있을 뿐 보통은 더 악화된다. 다른 한편으로, 수줍음이 많거나 내성적인 사람들 그리고 사회적 상황에 매우 불안해지는 사람은 중독과 우울증에 걸릴 가능성이 더 높다. 왜냐하면 종종 그들은 "자신만의 껍질 속에 있는 것 같은" 더 편안한 기분을 갖기 위한 노력으로 물질(약물)을 사용하기 때문이다. 사회적으로, 우울증 그리고 중독과 싸우고 있는 사람들은 그들이 사회적으로 고립되어있고, 직업을 계속 유지할 수 없다는 사실을 발견 한다. 사회 고립, 실직, 건강관리와 주거 서비스 이용의 어려움은 중독과 우울증의 증상을 더욱 악화시킬 수 있다.

Q71 나는 3개월 전에 강도를 당한 후부터 수면을 제대로 취할 수 없고 일에 집중할 수 없습니다. 내가 우울증이 될 가능성이 있나요?

생명 또는 신체적 안녕에 대한 신체적 위협의 반응으로 나타나는 정신적 외상은 우울증을 유발하는 많은 위험 요소 중 하나이다. 이것은 전투, 폭행, 아동학대, 가정폭력, 사고, 자연재해 등에 노출될 때 나타날 수 있다. 충격적인 사건을 목격하거나, 사랑하는 사람에게 정신적 외상의 경험을 듣는 것 또한 외상 원인이 될 수 있다. 충격적인 사건을 겪은 거의 모든 사람이 외상에 따른 스트레스로 인한 증상들로 고통을 겪게 된다. 그러나 오직 7~25% 이내의 사람들만이 급성 외상 스트레스성 장애의 진단기준에 충분히 부합하는 증상들을 나타낸다. 이 범위의 차이는 경험 한 외상의 종류에 따라 다르다. 급성 외상 스트레스 장애가 발생한 사람 중, 80%가 외상 후 스트레스 장애로 진행될 것이다. 심한 외상에 노출된 사람 전부가 외상 후 스트레스 장애로 발전 되는 것은 아니다. 외상 후 스트레스 장애의 위험인자는 다음과 같다.

- 정신의학적 과거력
- 정신적 외상의 과거력
- 낮은 지능
- 한정된 사회 지원
- 아동기 부모와의 분리, 또는 부모의 이혼
- 우울증이나 불안증의 가족력

일반적으로, 모든 정신과적 질환들은, 특히 외상 후 스트레스 장애는, 더 만성적으로 증상을 장기간 지속하게 할 가능성이 높으며 치료로 그 증상이 완화되는데 더 오랜 시간이 걸린다. 우울증과 알코올중독의 발병율은 외상 후 스트레스 장애를 겪고 있는 사람들 사이에서 극히 높다. 또한, 치료되지 않은 채로 방치되면, 지속적인 우울증과 물질남용을 통해 "외상 후 스트레스 장애에 불을 지르는 연료"가 될 것이다. 외상 후 스트레스 장애와 주요 우울증은 굉장히 많은 증상들을 공유하며 주요 우울증들은 자주 외상 후 스트레스 장애에 이차적으로 발생된다. 가능한 빨리 이루어지는 평가는 중요하다. 심리치료는 치료의 중요한 부분이고, 만일 이들이 같이 있는 경우 약물치료가 필요할 수 있다.

Q72 해외 파병에서 돌아온 후부터, 내 남편은 악몽을 꾸고 바깥으로 나가는 것을 두려워하며, 평소보다 조용합니다. 이것이 외상 후 스트레스 인가요? 이것이 곧 사라질까요?

외상 후 스트레스 장애는 전쟁에서 돌아온 많은 군인들이 겪는 전쟁으로 인한 피해이다. 이것은 외상 사건 이후에 일 개월 이상 지속되는 세 개의 주요한 증상들과 관련이 있다: (1) **재경험**, 플래시백(똑똑하게 기억되는 과거사) 또는 악몽 또는 생생한 기억 같은 것; (2) 과각성, 평소 무시했던 소음에 깜짝 놀라는 것; (3) **무감각**, 즐거움을 느낄 수 없거나 혼자 있으려 하는 경향과 같은 것.

> ***재경험 :***
> 과거의 경험이 생생하게 회상되는 것으로 처음 경험했을 때와 같은 강도의 감정적 반응이 나타난다.
>
> ***무감각 :***
> 외부 자극에 대해 저항하게 되는 심리적 과정. 과거 즐거움을 느꼈던 활동에 대해 별로 흥미를 느끼지 못한다.

"흑백"의 인생에서 격렬한 싸움 후, 도시인들의 삶은 과도하게 복잡해지고, 활기가 없게 되었을 뿐더러, 스트레스를 받고, 고립이 되었다. 외상 후 스트레스 장애가 적절히 치료되지 않으면, 물질남용과 우울증으로 넘어 갈 가능성이 있다. 몇 몇 연구에서, 52% 정도가 알코올 남용 또는 의존으로 넘어갔고, 47%는 우울증으로 발전하였다. 최근 이라크에서 돌아온 미국의 군인들에 대한 연구에서, 거의 16%의 군인들이 외상 후 스트레스 장애와 관련된 우울증 증상들과 불안증을 겪었다고 말하였다. 총격과 기습, 포격을 받거나, 적을 향해 총격을 가하거나 지시를 내리는 것, 또는 전장에 남겨진 사람을 보는 것으로 여러가지 증상들이 생겼다. 자연재해는 인간이 만든 재해보다 외상 후 스트레스 장애를 만들어낼 가능성이 더 적다.

왜 어떤 군인들이 다른 군인들보다 외상 후 스트레스 장애의 발병에 더 큰 위험을 가지고 있는가에 대한 정확한 이해는 아직 못하고 있다. 위에서 언급되었던 형태의 노출을 제외하고는, 예비군이 직업군보다 더욱 그 경향이 높은 것으로 나타났다. 추가적으로, 과거에 외상적인 사건의 노출되는 것뿐만 아니라 병전성격, 정신건강인자가 어떠한 역할을 할 수 도 있다. 마지막으로, 사회적 지원 뿐 아니라 문화적 그리고 정치적 요인들이 군인에게 영향을 준다. 파병 기간 동안 적과 아군을 확실하게 구별할 수 없는 상황, 귀환 한 후 그들과 전쟁을 향한 사회적 태도 그리고 돌아온 후 그들이 이용할 수 있는 지원시스템은 군인들의 정신질병에 대한 취약성에 영향을 끼친다.

불행히도, 많은 군인들은 문제가 있다는 것이나, 도움이 필요하다는 것을 인정하지 않으려 할 것이다. 그들은 "참아라!"라고 훈련 받아왔고, 그들의 의무와 관련된 감정적인 문제를 인정하는 것은 그들의 책임에 대해 나약함을 인정하는 것이다. 문제점을 인정하는 사람들은 대개는 추방되거나 나약함으로 인해 추궁 당하곤 한다. 질문 71번은 당신의 배우자가 빨리 치료를 받을수록 더 좋은 결과를 얻을 수 있다는 것을 기술하고 있다.

Q73 *나는 다양한 약물치료에도 불구하고 호전되지 않았습니다. 나의 주치의는 내가 성격 장애를 가지고 있기 때문에 약물로는 치료되지 않을 것이며 더 집중적인 치료를 권하고 있습니다. 그의 말은 무엇을 의미하는 것입니까?*

이전 질문에서 DSM-IV-TR에 대해 언급했듯이, 성격 장애의 진단은 복잡하고 논쟁의 여지가 있다. 질문 4번에서 언급했듯이, DSM-IV-TR은 다양한 진단을 Axis 1, 또는 주요 정신 질환들, 그리고 Axis 2, 또는 성격 장애로 분류했다. Axis 3은 의학적 상태를 분류하기 위한 것이다. 성격 장애가 주요 정신질환들과는 분리되어 있다는 개념은 기분과 사고가 시간의 흐름에 따라 변화하는 것과 그 사람을 특징짓는 성격적 특성과의 차이를 이해하면서 생기게 되었다. 예를 들어, 외향적인 성품을 타고난 사람들이 있다. 사교적이고, 새로운 것을 배우는 데에 빠르다. 정 반대로, 부끄러워하고 내성적이며 새롭고 익숙하지 않은 상황이나 환경에 불편해하는 사람들이 있다. 대부분의 사람들은 이러한 특성들 둘 다 얼마간은 가지고 있기 때문에 특정 상황마다 다르다. 그러나 성격 특성이라는 것은 일반적으로 지속적인 특징인 것이다. 하지만 천성적으로 수줍어하던, 사교적이던 간에 우울증은 두 타입 모두에게서 발생할 수 있다. 최근에 대중들에게 자신이 우울증과 싸우고 있다고 말한 유명 인사들을 생각해 보자. 이러한 유명 인사들은 보통 그들이 우울증으로 치료를 받고 있다고 말했을 때 놀랄 정도로 사교적인 사람들이다. 누군가 우울증으로 투병하는 것을 생각할 때, 자연스럽게 우울한 성격을 떠올리게 된다. 그러나 우울증은 누구에게나 영향을 미친다. 다행히도 치료는 그 사람을 정의할 수 있는 "과거의 자신"으로 되돌려 준다(개인의 고유한 행동 또는 "변덕"을 모두 포함한).

사람들이 누군가에 대해서 험담을 하거나, 자신의 친구나, 상사나, 동료에 대해 그리고 그들이 어떤 사람인지 이야기를 할 때, 일반적인 주제들은, 사람들의 성격적인 특성을 특징 짓는 이야기 그리고 그 성격 특성에 대한 최선의 대응이 무엇인가 하는 것들이다. 성격을 분류하고자하는 풍성하고 복잡한 역사는 아직도 끝나지 않은 채로 남아 있다. 여기에는 연필과 종이로 하는 심리측정 검사 뿐 아니라 정신분석, 이것의 구술적 접근도 포함된다. 하지만 대부분의 사람들은 그들의 환경과 그들 주변 사람들에 대해 다양한 성격을 나타내기 때문에, 성격을 분류하기란 쉽지 않다. 하지만 이런 험담, 뒷공론으로 사람들은 복잡한 대인관계를 처리해 나가기 때문에 아직도, 성격이라는 개념은 매우 유용하다. 성격의 정의는 음란물의 정의와 연관될 수 있다. 이것은 정의하기가 매우 어려울지 몰라도, 일단 보면 알게 된다. DSM-III 그리고 이의 변형판들은 정신 병리 매뉴얼로써, 뭔가 잘못되거나, 고통 또는 능력의 저하가 나타날 때, 성격을 분류하려는 것이다. DSM-IV-TR은 성격장애를 그 사람이 속해 있는 문화권에서 기대하는 것과는 상당히 동떨어진 내적인 경험과 행동이 전반적인 영역에서 그리고 완고하게 지속적으로 나타나는 양상으로 정의한다. 성격은 사춘기 또는 초기 성인기에서 시작되고 시간의 흐름에도 변치 않으며 결국 고통 또는 장애를 일으킨다.

다양한 성격장애들은 의사들 사이에선 A군, B군, 그리고 C군으로 알려져 있는 광범위한 세 개의 범주로 나누어진다. 이들은 A군을 "이상한", B군을 "극적인", 그리고 C군을 "불안한"것으로 기술하는 것이 가장 잘 표현한 것이다. 각각에 대한 세부적인 표현들은 각 군(cluster)에 포함된 다양한 성격 장애의 일반적인 "특징"을 알려준다. 각각의 군은 3개에서 4개 정도 되는 각 군과 관련된 구체적인 성격 장애를 가지고 있다. 우리들 대부분은 각각의 군과 연관된 성격 특징을 쉽게 알아낼 수 있다. 그 이유는 세 개의 군들이 세상에 존재하는 대략적인 성격의 종류를 훨씬 잘 잡아내기 때문이다. 하지만 이것은 그들이 위험행동이나 자멸행동을 보일 때에만 가능하다. 왜냐하면 자신이 가지고 있는 성격 특성을 바꾸지 못해 위험 행동이나 자멸을 불러올 행동을 변화시키지 못하고 반복적으로 하게 되기 때문이다.

약물치료는 전통적으로 성격장애에는 효과가 없다. 대신, 집중적인 심리치료가 추천되어 왔다. 이러한 치료가 일반적으로 효과적인 치료법으로 남아있지만 최근에, 특히 SSRI에서 소개한 것처럼, 일부 성격의 특징들은 약물 치료에 반응을 보이는 것으로 나타났다. 이것은 회피성 인격 장애로 알려져 있는, 심하게 수줍어하거나, 내성적인 사람과 연관된 성격(요즘에는 Axis1의 사회공포증으로 진단되는)과 같은 성격 특징에서 특히 사실인 것으로 밝혀졌다. 그 결과, 외래환자를 대상으로 한 집중적인 치료로만 효과를 볼 수 있다고 판단된 사람들에게 희망을 제공해 줌으로써, Axis1과 Axis2의 경계는 모호해졌다. 그러나 이제는 성형 수술을 통해 외형을 변화시키는 것처럼 약물 치료를 이용하여 성격을 “성형”하여 바꾸는 것에 대한 윤리적인 물음에 직면하게 되었다.

과거 십 년 동안 이루어진 진보된 정신약물학의 예에도 불구하고 불행히도 대부분의 성격장애 치료에 있어서 약물치료는 집중적인 치료만큼 효과적이지 못하다. 특히 경계성 인격 장애와 같은 B군 성격 장애의 치료는 약물 처방과 함께 상호적(변증적) 행동 치료를 하는 것이 정석인 것으로 여겨져 왔다. 경계성 인격 장애는 진단하고 치료하기에 가장 어렵고 황폐한 성격 장애 중에 하나이다. 경계성 인격 장애에서는 거절에 대한 과민성을 느끼는 내적인 감정, 좋은 또는 나쁜 소식에 직접적이고 극단적으로 연관된 급격한 감정 변화 그리고 잦은 충동적인 자살 시도와 함께 나타나는 심한 자해 행동을 보인다. 기분 안정제와 항우울제로 치료를 하더라도 그런 행동들은 잦은 입원, 연루된 모든 사람들에게 점점 더 심한 좌절을 주게 되어 결국 환자와 그 가족들을 힘들게 한다. 흔히 이런 사람들은 숱한 약물 치료와 다양한 치료적 중재에도 반응을 보이지 않아 좌절하는 과정에서 여러 가지의 정신과적 진단을 추가로 받게 된다. 이런 환자들에게 집중적인 치료를 권유하게 되면, 자신에 대한 치료를 포기하는 것으로 느낄지도 모르지만, 더 나아질 수 있는 기회를 잡기 위한 확실한 방법이다. 약물과 정신치료를 함께 제공하기 위해 한 사람 이상의 치료자가 한 팀으로 작업하는 것은 유용한 치료적 접근이고, 집중 치료가 부족한 상태에서는 어떠한 치료도 환자의 가장 좋은 결과를 이끌어내지 못한다.

제 6 부

특별한 상황

- 아이들도 우울증에 걸리나요?
- 학교 상담 교사가 제 딸이 우울증이라고 생각합니다. 제 딸은 많은 시간을 자기 방에서 보냅니다. 정상적인 십대의 행동인가요?

그리고...

74 어린이들도 우울증에 걸리나요?

■ 앤

우리 아이들의 우울증을 알아차리게 된 첫 증상중의 하나는 심하게 과민해지고 이해하기 어려운 행동을 한 것입니다. 치료에도 불구하고 우울증은 악화되어갔고, 학업 문제들과 집중력의 문제는 더 심해졌습니다. 항우울제와 기분 안정제를 사용하는 공격적인 치료로 우리 아이들의 감정은 안정되었고, 학업 성취도 정상으로 돌아왔습니다. 약물의 치료 효과가 나올 때까지 기다리는 시간이 가장 힘들었습니다. 우리는 학업 성적이 급격히 떨어지는 몇 개월 동안 긍정적이고 용기를 잃지 않고 지낼 수 있도록 신경을 많이 썼습니다.

많은 다른 정신질환이 한때 어른에게만 국한되어 문제가 되는 것으로 믿었던 많은 다른 정신 질환 뿐 아니라 우울증에 의해 소아 청소년들은 고통을 받을 수 있다. 소아 청소년 시기에 치료되지 않은 우울증의 위험은 어른과 같다. 그러나 학업적 진전 뿐 아니라 사회-감정 발달이 기능의 악화로 인해 저하 될 수 있다. 몇 가지 진단 기준의 차이가 어린이의 우울증을 진단하는데 이용되지만, 본질적으로, 나타나는 증상은 어른과 같다. 어린이들은 항상 우울한 감정을 드러내지는 않지만, 대신 과민성을 보일 수 있다. 우울증은 종종 다른 누군가로부터 움츠러드는 것보다는, 명백하게 행동상의 문제를 나타낸다. 우울증에서 보이는 어린이들의 행동 문제는 동료들과의 싸움, 어른에 대한 반항, 학업성적의 감소, 학교에서의 혼란스러운 행동, 학교 회피 등이 포함된다.

한때 소아 청소년들은 심각한 우울증으로 고통 받는 일은 드물다고 믿어졌다. 십대 시절은 흔히 원래 격정적이므로 저항행동, 학교문제, 감상적인 문제 등등에 대해 충분한 설명이 된다고 생각되었다. 과거에 우울증에 걸렸던 성인들을 조사한 연구결과에서, 많은 성인들이 첫 번째 우울증을 청소년기에 경험을 한 것으로 나타났다. 어느 시점에서나, 10%에서 15%의 소아청소년들은 우울증의 증상으로 고통받고 있다. 사회적, 감정적 발달에 미치는 부정적 영향 때문에 이 나이에서 생기는 우울증을 치료하는 것은 매우 중요하다. 우울증을 앓고 있는 청소년들은 물질(약물) 남용, 어린 나이의 성경험, 학업의 실패, 가출 그리고 법적인 문제 유발의 위험이 높다. 자살은 청소년 사망 중 세 번째로 높은 원인이다. 아이가 감정적인 질환으로 고통받게 되면 가족들은 종종 난국에 빠져들고, 형제 부모를 힘들게 만든다. 부모는 학교 문제에 매달리고, 감정적 행동적 문제를 해결하기 위해 직장에서 수시로 휴가를 내야할 지도 모른다. 무시당한다고 느낄 형제들과도 어울릴 수 없게 될 수 있다. 소아 청소년들의 우울증을 알아내지 못하게 되면 가족 모두가 상당한 위험에 빠지는 것이다. 우울증은 치료 가능한 질환이며 매우 신중하게 다루어져야만 한다.

Q75 학교 상담 교사가 제 딸이 우울증이라고 생각합니다. 제 딸은 많은 시간을 자기 방에서 보냅니다. 정상적인 십대의 행동인가요?

흔히 사춘기의 특징은 혼란과 심한 걱정이라고 믿는다. 사실 대부분의 십대들은 심한 혼란을 겪지 않으며, 비교적 부드럽게 성인기로 넘어간다. 사춘기에서는 자신만의 정체성을 확립하기 시작하기 때문에, 그들은 부모로부터 감정을 거두어 들인다. 그들은 자주 자신의 방에서 혼자 있을 수도 있고, 부모와 함께 시간을 보내는 것을 거절할 수도 있다. 그 결과 많은 부모들은 그들의 십대 자녀가 그들 주변에서 일어나는 일들에 어떻게 대응하고 처리하는지 알지 못한다. 자신의 방에 갇혀있게 되면, 십대 아이들은 다른 여느 정상적인 십대들처럼 행동하는 것처럼 보일지 모른다. 비록, 많은 우울증이 있는 청소년들이 보호자에게 명백하게 행동의 문제가 있는 것으로 보일 수도 있지만, 많은 십대들은 자신의 감정을 드러내지 않고 조용히 고통 받는다. 부모는 문제가 있는지도 전혀 모른다. 학교에서 청소년을 상담교사나 교사에게 이야기 할 수도 있는데, 이것은 아마도 문제를 부모에게 가져가지 않고 해결 할 수 있는 도움을 받기 위해서이다. 행동의 변화가 있을 때 마다 "호르몬"의 문제 또는 십대에서 보이는 전형적인 것으로 넘기기 보다는, 그 원인으로 감정적인 문제를 생각해야만 한다.

Q76 소아 청소년에서 자살의 위험인자는 무엇인가요?

자살은 우울증을 앓고 있는 청소년에게 아주 실제적인 위험이다. 자살은 십대 청소년 사망 원인 중 세 번째에 속한다. 질병 통제 및 예방 센터에서 시행한 고등학교 학생 대상 연구에 의하면 십대 청소년의 거의 20%가 심각하게 자살을 고려하며 12명중 1명이 지난 1년 안에 자살을 시도했다. 자살 시도는 여자가 더 많은 반면, 자살 성공률은 십대 남자 아이들이 더 높다. 십대 청소년 자살의 대부분은 총에 의해 이루어진다. 아동 역시 자살 사고를 가질 수 있지만 어릴수록 시도의 횟수는 적다.

자살의 위험인자는 다음과 같다.

- 과거 자살시도

- 우울증
- 술 또는 물질(약물) 남용
- 정신과적 질환의 가족력
- 긴장을 유발하는 환경
- 총에 대한 용이한 접근
- 자살을 시도한 다른 10대 청소년에 노출

긴장을 유발하는 생활 사건들은 자살을 시도하는 소아 청소년에게서 더 높은 경향이 있는데, 사망 또는 이별에 의해 가족을 잃는 것, 신체적 또는 성적학대, 잦은 가정불화, 또는 폭력을 목격하는 것 등이다. 자신의 성 정체성에 대해 고민이 많은 경우엔 특히 자살의 위험이 높다. 자살을 하는 청소년은 사회 적응을 잘 하지 못하고 적절한 사회적 지원을 받지 못하는 경향이 있다.

일부, 우울증을 앓고 있는 청소년들은 자살할 의도 없이 스스로를 베어 자해하는 절상 행동을 한다. 이는 만성적인 공허감 그리고 “감정적 마비”를 경험하는 사람에게서 더 전형적으로 나타난다. 절상에 의한 고통을 구원이라고 표현하는데 이것은 신체적 고통이 감정적 고통을 줄여주기 때문이다. 이런 행동은 도움을 요청하는 신호이며 전형적으로 사춘기에 발생하는 우울증에서 나타난다. 그러나 인격 장애를 가지고 있는 성인에서도 나타날 수 있는 양상이다. 비록 자해하는 사람들이 자살의 의도는 없다고 하더라도, 영구적인 손상뿐만 아니라 사고사의 위험요소가 된다. 스스로는 베는 자해 행위는, 대개 긴장의 스트레스가 심해지는 시기(예; 가족관계의 상실) 그리고 적응기술과 충동조절의 능력이 떨어졌을 때, 일시적으로 나타난다.

77 소아 청소년에 대한 치료적 접근은 무엇입니까?

■ 앤

우리 아이의 우울증을 치료하는데 가장 중요한 측면 중 하나는 그의 상태가 안정적으로 될 때까지 매주 치료를 했었다는 것입니다. 이것은 치료자가 우리 아들의 경과를 평가하고 우리와 더 잘 의사교환을 하며 아들의 병이 심하게 악화되었을 때 좀 더 지지적인 태도를 갖게 하는데 도움을 주었습니다. 위기 상황에서 이것은 우리 모두에게 너무도 중요한 방법이었습니다.

소아 청소년의 치료는 반드시 자격이 있는 임상가에 의해 포괄적인 평가를 하는 것으로부터 시작되어야만 한다. 치료자가 소아 청소년을 치료한 경험이 있거나 소아 청소년 관련 특화된 훈련을 받아야 한다는 것은 중요하다. 평가는 성인보다 더 많은 질문을 포함하여 진행되는데 전체 발달과정, 가족력, 학교에서의 기능 평가 그리고 가정에서의 기능 등이다. 성인에서와 마찬가지로, 우울증으로 진단을 내리기 전에 다른 상황들이 고려되고 배제되어야 한다. 우울증으로 진단이 내려지면, 치료 계획은 다음과 같은 영역에서 다루어질 수 있다.

- 개인
- 의학적 측면
- 가족
- 학교
- 법적인 측면

개인적인 요구들은 정신치료에서 다루어질 수 있다. 인지-행동 치료와 대인관계 치료는 청소년기 우울증에 효과가 있는 것으로 알려져 있다. 또 다른 정신치료적 접근에 의해 도움을 받을 수 있다. 집단 치료는 사회적 발달에 문제가 있는 경우 반드시 고려되어야 한다. 개인 정신치료에 더하여 어느 정도 수준에서 가족, 부모 또는 형제들과 함께 하는 작업이 종종 필요하게 된다. 개인적인 작업만으로는 가족 체계, 환자와의 역동을 효과적으로 다룰 수 없기 때문이다. 행동 문제에 대해선 양육 기술의 향상이 필요할 수도 있다. 가족 구성원에 대한 교육은 환자의 질환을 이해시키는 데 아주 필요할 수 있다.

의학적으로, 항우울제 약물과 같은 치료를 이용하는 것이 필요할 수도 있다. 모든 소아 청소년들의 기저에 있는 의학적 상태를 배제하기 위하여 그들의 소아과 의사를 통해 의학적 상황을 정리해야만 한다. 우울증의 심한 정도에 따라 항우울제의 처방이 필요할 수도 또는 필요하지 않을 수도 있다. 성인과는 달리 소아 청소년의 경우 처음에는 비약물적 치료 방법만으로 치료를 시도하는 것이 통상적이다. 그러나 그 경과가 천천히 진행되거나 증상이 더 악화된다면 약물 치료를 생각해 볼 수 있다.

교육적인 필요성 또한 평가되어야 한다. 우울증은 학업적인 성취를 지체시킬 수 있으며 학습의 문제와 동반되어 나타날 수 있다. 만일 심각한 학업적인 문제가 있다면, 가장 적합한 교육 환경을 찾기 위해 교육 전문가의 평가가 필요할 수 있다. 미국의 대부분의 주에서는 감정적 그리고/또는 행동적인 문제가 있는 아이들을 위해 적절한 교육 서비스를 제공하도록 요구하고 있다. 이 서비스에는 소규모 학급, 사립학교, 낮 시간 동안 운영되는 치료 프로그램, 기숙사 치료 프로그램까지도 있다.

아동에 대한 법률적인 필요 역시 평가 과정 중에서 고려되어야만 한다. 부모 또는 보호자가 치료적 중재에 따른 금전적인 결정을 할 것이다. 그러나 나이가 있는 청소년들은 자신의 치료에 대해 어느 정도는 의사 표시를 해야 한다. 그들의 의사에 반해서 약물을 복용하도록 할 수는 없으므로 그들이 약물 치료에 동의해주는 것이 최선이다. 고려해야 할 다른 법률적 쟁점은 보호 관리의 문제 그리고 가정법원 등에 출두해야할 요구가 있을 때이다.

Q78 십대 청소년을 항우울제로 치료할 때 어떤 위험이 있나요?

비록 다양한 항우울제들이 성인우울증을 치료하는데 효과적이지만, 소아 청소년을 치료하는 데에는 그 만큼 효과적이지 못할 수 있다. 약물 치료시기에 환자에 대한 관찰은 매우 세밀하게 이루어져야 한다.

소아 청소년에 대한 약물 사용의 과학적 자료는 얼마되지 않는다. 과거 몇 년 동안에는 약물의 작용이 성인과 같다고 추정했다. 18세 이하인 사람을 포함한 임상적 적용은 드물다. 대부분의 정신과 약물에 대한 식약청 승인은 성인을 대상으로 이루어졌다. 그래서 소아 청소년을 대상으로 하는 항우울제의 사용은 "off-lavel"로 간주되었다. SSRIs가 개발되기 전까지 항우울제로 소아 청소년을 치료하는 경우는 드물었다. 사용할 수 있는 TCAs와 MAOIs는 치료의 장점보다는 유해한 부작용이 더 컸다. 또한 18세 이하를 대상으로 한 임상 연구에서 항우울제가 위약보다 더 효과적이라는 증거가 없었기 때문이기도 했다. SSRIs가 출시되었을 때 그 안정성 때문에 소아 청소년을 대상으로 한 항우울제의 처방은 급격하게 증가했다. 우울증이 치료되지 않았을 경우 상당히 위험한 결과를 가져올 수 있으므로 안전하고 효과적인 치료에 대한 요구는 분명히 있다. 최근 몇 년간, 소아 청소년에서 SSRIs의 사용에 대한 연구들이 진행되었고 일부에서는 그 효용이 증명되었다. SSRI를 이용한 한 연구에서는(TCA를 이용한 초기 연구에서도 보고되었다) 높은 위약 효과가 나타났다. 청소년은 치료자와 이루어지는 지지적인 접촉에 의해서 효과를 볼 수도 있다 이런 이유로 위약에 반응을 보일 수 있다. 또한 약물 치료 중에 있더라도, 소아 청소년의 우울증 치료에서 면담 치료는 꼭 필요한 부분이라는 것은 분명하다. 최근까지 소아 청소년의 우울증 치료에 대한 식약청의 승인이 난 약물은 플루옥세틴이 유일하다. 써트랄린과 플루복사민은 소아 강박증의 치료에 식약청 승인을 받았다.

감정적, 행동적인 문제 때문에 약물 치료를 시작할 것인가를 고민하는 부모에게 항우울제 치료를 결정하기란 어려울 수 있다. 많은 청소년들은 "미친" 것으로 여겨질까봐 약 먹는 것을 고민한다. 성인에서와 마찬가지로 약물 투약에 따른 위험은 약물을 중단했을 때의 위험과 비교하여 이루어져야 한다. 하지만 과학적 연구의 부족, 성인보다 더 높은 위약에 대한 반응으로 인해 약물 치료의 위험을 이해시키고 소아 청소년에게 투약하기란 어려운 일이다. 분명히 그 위험을 평가하는데 우울증의 심한 정도를 고려에 넣어야 한다. 우울증이 심할수록 상담 치료 단독으로는 그 치료 반응이 더 늦을 수 있다. 또 SSRIs를 처방받는 소아 청소년에서 자살 사고가 더 증가할 가능성에 대해 최근 관심이 모아지고 있다. 최신 항우울제를 대상으로 한 모든 연구들을 식약청에서 분석했는데, 항우울제를 처방받는 소아 청소년 우울증에서는 3%에서 4%의 비율에서 자살 행동을 보였고 위약을 사용한 군에서는 1%에서 2%의 비율에서 보였다. 어떤 연구에서도 자살에 의해 사망한 경우는 없었다. 또한 불안증 치료를 위해 항우울제를 처방 받는 경우와 비교하여 자살 행동이 나타나는 비율의 차이는 없었다. 이런 분석의 결과 때문에 식약청은 모든 종류의 항우울제가 소아 청소년에서 사용될 때 자살 행동(사고 또는 행동)의 위험이 증가한다는 것을 경고하도록 했다. 어떤 환자에게나 당황스럽겠지만, 우울증이 치료되지 않았을 경우 자살의 위험은 거의

15%에 이른다는 것은 명심해야한다. 약물 치료 기간 동안 그 비율이 증가하는 것은 질문 63에서 기술한 것과 같은 몇 가지 요인 때문이지만 현재까지 다 이해하고 있지는 못하고 있다. 자세히 관찰해야 할 필요가 있다는 것을 알아두는 것이 중요하다. 성인에서와 같이 우울증은 자살과 관련 있다. 항우울제로 치료를 받던 받지 않던, 증상이 나타나거나 이미 존재하는 증상이 더 악화되는지에 대해 환자를 면밀히 관찰해야 할 필요가 있다. 자살의 경향이 더 증가한다는 공포와는 달리 실제로 전 세계적으로 보여지는 증거는, 우울증에 대해 SSRIs를 처방 할수록 십대 청소년들의 자살율은 줄어든다는 것이다.

Q79 우리 딸이 당뇨로 진단을 받았습니다. 아이는 학교와 집에서 문제를 일으키고 항상 화를 냅니다. 어떻게 해야 할까요?

만성적이거나 심한 급성기 내과적 질환을 앓고 있는 소아 청소년들은 우울증이나 불안증을 포함한 다양한 감정적 문제에 취약하다. 이들 소아 청소년들에서는 기분장애 또는 불안장애의 유일하고 두드러진 증상으로 행동문제가 나타날 수 있다. 우울증의 양상에 대해 적응 하지 못해서 행동문제가 생길 수 있는 것이다. 사람은 병을 앓게 될 때 여러 가지 공포가 나타날 수 있으며 청소년은 특히 더 그렇다. 질병은 친구들로부터 소외되게 만들고, 이질감을 느끼게 한다. 만성 질환을 앓고 있는 아이들은 동료와의 사회화가 떨어지는 경향을 보이고 이로 인해 우울증에 빠지고 우울증이 더 악화되는 순서를 밟게 된다. 앓고 있는 질환으로 인해 몇 가지 영역의 기능에서 발달의 지체가 나타날 수 있으므로 이런 지체를 최소화하기 위한 노력으로 가능한 빨리 정신적 건강 상태를 평가를 받는 것이 중요하다. 자존감 그리고 통제력의 상실에 초점을 맞춘 치료는 매우 유용할 수 있다. 청소년과 성인 모두에게 집단 치료는 상당히 효과적이다.

Q80 왜 여성에서 우울증이 더 잘 생기는 건가요?

우울증은 남성보다는 여성에서 두 배 더 잘 생긴다. 그러나 이런 차이는 사춘기까지는 나타나지 않는다. 소아 우울증은 남자아이에서 더 흔하다. 이 차이를 설명하는 많은 이론들이 있다. 한 가설은 일생을 통해 일어나는 호르몬의 변화 때문에 여성에게서 우울증이 더 흔하다는 것이다. 그러나 호르몬과 다른 생물학적 요인으로는 이와 같은 차이를 적절하게 설명하지 못한다. 여성이 자신의 우울증 증상을 더 잘 호소하는 경향이 있다는 설도 있으나 과학적 근거는 없다. 연구에 의하면 자신의 우울증 증상을 호소하는 경향은 남성과 여성 모두 같다.

여성에서 불안증 증상과 신체 증상의 호소가 좀 더 많다는 것을 제외하면, 남성과 여성 모두 증상의 양상은 유사한 경향을 보인다. 동반 증상의 측면에서 보았을 때 여성이 우울증이 더 잘 동반되며, 남성은 행동문제와 물질(약물) 남용이 더 잘 생긴다.

남성과 여성 사이의 차이를 나타내는데 생물학적인 요인보다는 사회적 요인이 더 큰 역할을 하는 것으로 나타난다. 예를 들면, 남성보다 여성이 아동 성학대를 더 경험한다. 아동기에 신체적 성적 학대를 경험한 여성은 학대를 경험하지 않은 여성에 비해 우울증이 발생할 위험이 더 높다. 또 연구에 의하면 소년보다는 소녀들이 스트레스를 주는 경험을 더 많이 한다. 성 역할 역시 관련될 수 있는데, 여성의 역할 중 어떤 것들은 우울증과 더 관련이 있을 수 있다. 자신의 외모에 열중하고 있는 사춘기 소녀들은 우울증에 더 취약하고, 결혼 생활에서 일어나는 성 정체성과 부조화는 여성에서 우울증의 위험을 증가시킨다. 여성은 남성보다 자신에 대한 조망이 더 부정적이다. 이런 사고방식은 우울증의 가능성을 더 높일 수 있다.

Q81 산후 우울기분은 무엇인가요? 이것은 내가 우울하다는 것인가요? 아니면 앞으로 우울증에 걸릴 것이라는 뜻인가요?

임신은 신체적 그리고 감정적인 변화가 나타나는 시기이다. 임신기간 동안 여성은 행복할 것이라는 기대를 하고 있지만 실제로는 신체적, 정신적 변화로 인해 우울증 삽화가 나타날 가능성은 더 증가한다. 임신기와 산욕기 모두 우울증의 첫 삽화가 나타나는 시기이다. 산욕기 기간 동안 소위 "우울기분(blue)"으로 불리는 감정 상태는 흔히 나타난다. 호르몬 수치는 가파르게 떨어진다. 수면을 잘 이루지 못하게 되고, 어머니로서의 새로운 역할에 대해 새로운 심리적 요인이 작동된다. 우울기분이 산욕기 여성의 50%에서 85%까지 나타나며, 우울한 기분, 눈물을 잘 흘리고, 기분 동요, 과민성 그리고 불안과 같은 특징적인 증상들이 나타난다. 이런 증상들은 대개 치료하지 않아도 사라지며, 산욕기 수 일 후에 나타나서 2주 정도 지속된다. 만일 증상이 2주 이상 지속되고(또는) 기능에 상당한 장애가 나타난다면 이는 주요 우울증 삽화가 나타났거나 앞으로 나타날 가능성이 상당히 높다.

산욕기는 취약성을 가지고 있는 여성에게는 우울증 삽화를 일으키는 위험한 시기이다. 우울 기분을 일으키는 것과 비슷한 원인으로 우울증도 나타날 수 있다. 우울증은 산욕기 여성의 10%에서 15% 정도에서 나타나는데 이것은 일반 인구에서 발생하는 정도와 거의 비슷하다. 그러므로 호르몬 요인이 어느 정도 작용하는 것으로 생각되기는 하지만 직접적인 원인이 되지는 못한다. 산후우울증의 위험을 증가 시키는 요인은 과거 우울증을 앓았던 과거력, 우울증의 가족력, 제한적인 사회적 지원, 대인 관계의 갈등 그리고 부정적인 생활 사건들이다. 대부분은 산욕기 6주 이내에 증상이 나타난다. 우울증을 앓는 다는 것이 빈약한 양육을 의미하지는 않는다. 치료되지 않은 우울증은 아이의 발달에 나쁜 영향을 줄 수 있으므로 즉시 치료 방법을 찾는 것이 중요하다.

Q82 산후 우울증으로 진단 받았습니다. 제 아이가 위험한가요?

요즘 매체들이 출산 후 질환으로 고통 받고 있는 여성들이 자신의 아이를 해치는 범죄에 대해 다루고 있어, 그 결과로 산욕기에 발생되는 우울증 때문에 발생하는 아이의 안전과 관련하여 관심을 끌고 있다. 이런 비극을 심도 있게 다루는데 따른 장점은 치료되지 않은 산욕기 우울증의 실제적인 위험에 대해 공론화하고 의사들의 관심을 이끌어 낸다는 점이다. 비록 영아살해가 실제로는 정신질환에서 상당히 드믄 일이긴 하지만, 정확한 빈도는 현재까지 알려져 있지 않다. 출산 후 생기는 우울증의 결과로 낮은 자존감, 양육에 대한 자신감 저하, 아이와의 애착과 결속의 저하가 나타날 수 있다. 산후 우울증은 종종 "호르몬" 또는 정상적인 "baby blue(출산 후, 수일에 걸쳐 흔히 나타나는 슬픔, 우울)"로 치부된다. 사실, 임상적인 우울증은 baby blue 보다 더 심하게 나타나며 자살 사고와 연관되어 나타날 수 있다. 치료되지 않은 우울증에서 영아 살해의 위험이 더 높다고 할 수 있다. 우울증이 있는 엄마는 아이의 요구에 잘 대응하지 못하고, 아이의 안전한 환경을 감시하는 능력이 떨어지며, 아이와 비언어적인 대화를 잘 하지 못하게 될 것이다. 초기의 애착 관계는 아이의 발달에 중요하다. 그러므로 불충분한 애착으로 인해 향후 감정 및 행동 문제를 일으킬 위험이 발생하게 된다. 그러나 우울증의 진단을 받더라도, 치료를 받게 된다면 그 위험이 사라진다는 것을 이해하는 것은 중요하다. 가족과 친구의 지원은 우울증의 치료가 시작될 때 아이의 요구 사이에 존재하는 틈을 메워주는 데 도움이 된다. 산후 우울증에서 중요한 것은 치료를 받는 동안 환자가 자신의 아이를 돌볼 수 있다는 것이다. 드물지만 아이의 안전을 위해 둘 사이를 잠시 분리시켜야 하는 경우도 있다.

Q83 지금 임신 중인데 매우 우울합니다. 약물을 복용해도 될까요?

임신 기간 동안의 우울증 치료는 태아에 대한 위험을 반드시 고려해야 하므로 복잡해질 수 있다. 약물이 태아에 끼칠 영향에 대한 걱정으로 인해 임신 중에 우울증 치료 약물을 복용하기란 어려운 일이다. 태아 발달에 대한 약물의 영향을 조사한 대조군 연구가 없으므로, 사례 보고와 개인의 환경을 통해 약물 사용에 대한 위험과 이익을 추정해야할 필요가 있다. 정신치료만으로 치료하는 것이 이상적이긴 하지만, 만성적이거나 중등도에서 중증에 이르는 우울증의 치료에는 충분한 효과를 볼 수 없다. 우울증이 치료가 되지 않는 경우에는 태아에도 유해한 영향을 줄 수 있다. 산모의 스트레스는 저체중아 출산이나 조산의 위험이 있다. 동물 연구에서, 산모의 높은 스트레스 호르몬 수치는 그 자손의 행동 결핍과 관련 있다는 것이 밝혀졌다. 만일 당신이 임신 중에 있고 심한 우울증으로 고통 받고 있다면, 어떤 약물을 선택할 수 있을까? 태아 사망 또는 출산 관련 문제가 없는 항우울제는 없지만, 항 우울제에 노출된 태아에서 행동상, 발달상 부작용을 보고한 예는 거의 없다. TCA에 대한 한 연구에서는 행동발달에 어떤 차이도 보이지 않았다. 그러나 SSRI와 TCA에 노출된 후, 출산 직후 신생아에게서 약물 중단에 의한 증상이 있었고, 식약청은 최근 임신 마지막 3개월 기간의 말기에 복용하는 SSRIs와 벤라팍신이 신생아에게 영향을 줄 수 있는 것으로 경고하고 있다. 약물 중단에 의한 증후군 또는 세로토닌 증후군과 같은 정확한 원인은 모른다. 신생아에서 나타나는 증상이 약물 중단에 의한 증후군이라면, 아마도, 파록세틴 같은, 짧은 반감기를 가진 항 우울제에 더 잘 생기는 것일 수 있다. 출산 전에 항 우울제를 점차 줄여나간다면 이런 상황은 피할 수 있다. 우울증을 치료하지 않은 채로 두는 것이 항 우울제를 사용하는 것 보다 더 위험한 경우가 있다. 그러나 만일 산모가 태아에 대한 위험의 가능성에 걱정이 계속된다면, 태아 발달에 위험이 없는 ECT를 고려해 볼 수 있다. ECT는 임신 기간 중 위험 없이 사용할 수 있는 치료법이다. 만일 정신병적인 증상이 있다면, ECT는 가장 먼저 사용해 볼 수 있는 치료이며 이로서 항 정신병 약물의 사용을 피할 수 있다.

우울증을 앓고 있는 산모에게 정신치료적 기법들, 대인정신치료는 효과가 있는 것으로 밝혀졌다. 효과를 볼 수 있는 다른 치료법들도 있는데 질문 37에서 기술 했다. 약물 치료가 필요한 상황일지라도 정신치료는 치료의 중요한 부분이다.

84 모유 수유를 하고 있는데 항우울제를 복용해도 될까요?

모유 수유를 하고 있는 동안의 약물 사용에 대한 자료는 적은 편이다. 식약청에서는 대부분의 약물에 대해 임신 기간 또는 모유 수유 기간 동안의 사용이 안전한 지 여부에 대한 분류를 제공하고 있지만, 이 정보가 항상 신뢰할 만 한 것은 아니다. 어떤 약물의, 벤조디아제핀 같은, 경우 복용 후 모유에서 상당량이 검출 된다면 그 약물은 안전하지 않은 것으로 판정된다. 일반적으로 모든 항 우울제는 모유로 배출된다. 비록 항우울제들 사이에서도 모유에서 발견되는 양에는 차이가 있지만, 이 차이를 명확하게 구별할 수 있는 자료는 부족하다. 파록세틴의 경우 모유에서 검출되지 않았다는 사례 보고가 있는데, 아마도 반감기 때문인 것으로 생각된다, 그래도 더 많은 연구가 필요하다. TCAs와 SSRIs 모두 모유 수유를 하는 영아의 혈액에서 검출되지 않았다. TCA 중에서 노르트립틸린이 모유 수유를 하는 여성에 대한 연구가 가장 많이 이루어져왔다. TCAs에 노출된 아동에 대해, 학령기 전부터 추적 연구가 이루어졌고, TCAs에 노출되지 않은 아동과 비교하여 발달상의 차이는 없는 것으로 밝혀졌다. 그러나 그 부작용 때문에 TCAs는 가장 먼저 처방되는 약물은 아니다.

모유 수유 기간 동안 사용되는 SSRIs에 대한 연구는 점차 늘어나고 있는데, 이것은 SSRI가 비교적 안전한 부작용을 나타내기 때문이다. 플루옥세틴, 써트랄린, 파록세틴, 시탈로프람 그리고 플루복사민 사용에 따른 자료 중에 써트랄린에 대한 연구가 지난 몇 년간 가장 많이 이루어졌다. 대부분의 연구에서 검출되지 않았지만 드믈게 써틀랄린, 시탈로프람 그리고 플루옥세틴에 노출된 영아의 혈장에서 검출되었다는 보고가 있다. 모유 수유 중인 영아에서 발달과 행동에서의 부정적인 영향은 발견되지 않았지만, 이에 대한 장기간에 걸친 연구는 아직 없다. 써트랄린은 일반적으로 비교적 위험이 적은 약으로 평가되고 있고, 반면 플루옥세틴은 긴 반감기로 인해 위험이 있을 수 있는 것으로 생각된다. 플루옥세틴이 검출 된 영아에서 복통이 나타난 사례 보고가 3건 있었으며, 일부 연구에서는 체중의 증가 속도가 감소했다는 증거가 있다.

비록 대부분의 SSRIs가 영아의 혈장에서 검출되지는 않지만, 이것으로 이 약물이 영아의 중추신경계로 들어갈 가능성을 배제할 수는 없다. 따라서 추가 연구가 될 때 까지는, 모유 수유를 하는 여성의 치료에서 치료를 하지 않았을 때의 위험과 모유 수유의 장점에 대해 균형이 필요하다. 네 가지 가능한 경우는 다음과 같다:

1. 모유 수유/ 약물 치료하지 않음
2. 모유 수유/ 약물 치료 시행
3. 분유 수유/ 약물 치료하지 않음
4. 분유 수유/ 약물 치료 시행

영아에게 엄마의 우울증이 노출 되고, 모유 수유의 이점도 얻을 수 없으므로 3번이 가장 좋지 않다는 것은 분명하다. 1번의 경우 아이는 모유 수유의 장점을 취할 수 있지만, 엄마의 우울증에 노출된다는 위험이 있고 이 위험이 모유 수유의 장점보다 더 클 수 있다. 엄마의 우울증에 장기간 노출된 아이는 82번 질문에서 기술 한 것 같은 문제 뿐 아니라 적절한 체중 증가에 문제가 있다. 그러므로 결정은 2번과 4번 사이에서 조절해 보는 것이다. 논문에 의하면 모유 수유의 이점은 SSRI 사용에 따른 위험보다 더 크다. 그러나 당신의 결정에 좀 더 편안하게 느끼려면 주치의와 좀 더 면밀하게 선택을 검토할 필요가 있다.

Q 85 6개월 전 심장마비를 앓고 나서 아버지는 전에 했던 활동에 거의 관심을 보이지 않고 혼자 외출하는 것을 두려워합니다. 정상적인 것인가요?

우울증과 심장 질환은 서로의 위험 인자로서 인식이 높아지고 있다. 흡연과 고지혈증이 심장질환 발생의 기회를 증가시키는 것처럼, 우울증에서도 그럴 수 있다. 심장 마비 이후 첫 일 년 동안의 우울증의 위험은 일반 인구에 비해 현저히 높아서, 일반 인구에서는 20명 중 1명 정도이지만 심장 마비 이후에는 3명 당 1명 정도이다. 우울증은 신체의 스트레스와 깊은 관련이 있다. 신체에 발생하는 스트레스는 스트레스 호르몬을 증가시키고 콜레스테롤, 혈당의 상승 그리고 동맥 경화로 이어진다. 우울증은 혈액응고 인자, 심장 박동과 리듬, 혈압에 영향을 주고 이는 심장 질환과 심장 마비의 위험을 높인다.

심장 질환을 앓고 있거나, 심장 질환의 가족력이 있는 우울증 환자의 치료는 이런 이유에서 더 중요하다. 심장 질환을 앓고 있는 환자들에 대한 안전에 대해 많은 항 우울제들을 대상으로 하는 연구가 이루어졌으며, 일반 인구에서와 같이 안전하다는 것이 밝혀졌다. 몇 몇 연구에서는 SSRIs와 같은 일부 항우울제에서 아스피린과 같은 항응고 효과가 있다는 것이 밝혀졌다. 그래서 이를 예방하기 위한 검사들이 이루어진다. 현재 우울증을 치료하는 것이 심장 마비의 재발율을 낮추는 지에 대한 연구가 진행되고 있으며, 예비 연구가 이루어지고 있다. 이런 이유로 해서 심장 질환이 있거나 심장 마비를 겪은 후에 우울증이 의심되는 경우라면 반드시 치료를 받도록 해야 한다.

Q86 어머니는 기억력에 문제가 있습니다. 그녀의 주치의는 가성치매로 진단을 내리고 항우울제를 처방했습니다. 알츠하이머병의 위험이 있을까요?

가성치매는 기억력의 문제로 의사를 찾은 노인 환자가 우울증이 있는 것으로 판명이 난 경우에 사용되는 용어이다. 무감동, 무쾌감증, 활력의 장애, 그리고 수면과 식이의 문제와 같이 치매 환자와 가성치매 환자 사이에는 상당히 비슷한 점이 많다. 그러나 보통의 경우 치매로 고통 받는 노인들은 자신의 기억력 문제를 심하게 호소하지 않는다. 사실, 상당수는 자신이 기억력의 문제가 있다는 것을 완전히 모르고 있다. 그보다는 물건을 잘못 놓아두고 누군가 가져갔다고 여기고는 다른 사람을 탓한다. 가성치매 환자는 기억력에 문제가 생긴 것을 고통스러워하며 자주 "정신이 없다" 또는 "치매가 되어가는 것 같다"는 말을 한다. 그러나 이런 환자에게 기억력 검사를 해보면 정상적인 기억력을 나타낸다. 기억력의 저하가 시작되는 시점은 다양하지만 치매 환자에서 발생되는 것보다 더 빨리 생긴다. 왜 우울증이 기억력에 영향을 주는 것일까? 우울증은 흔히 같은 생각이나 느낌이 끊임없이 반복해서 맴도는 반추로 진행된다. 한 번 반추에 걸려들게 되면 외부 세상에 관심을 돌리는 것은 아주 어려워진다. 거기에 집중을 하려고 해도 집중하는데 필요한 에너지는 쉽게 고갈되고 이 때문에 **반추**로 쉽게 되돌아가 버린다. 주의력과 집중력을 상실하게 되면, 새로운 기억을 저장하는 능력을 잃게 되

> ***가성치매 :***
> 노인 인구에서 발생하는 우울증은 인지능력에 영향을 주며 치매와 유사하게 보인다.
> ***반추 :***
> 어떤 견해나 결정에 대해 강박적으로 생각하는 것.

고, 이것을 기억을 상실하는 것으로 경험하게 된다. 비록 가성 치매가 우울증에 의해 생길 수 있지만, 처방 받은 약물에 의해서도 나타날 수 있다; 해열제와 같이 간단해 보이는 약물들이노인에게서 인지기능의 문제를 유발하는 것으로 밝혀졌다.

> **알츠하이머병 :**
> 뇌의 진행성 질환으로 기억과 추리능력과 같은 인지기능이 점진적으로 떨어진다.

65세 미만보다 65세 이상에서 우울증은 약 4배 이상 더 잘 발생한다. 치매 역시 나이가 증가하면서 발병도 증가한다. 분명히 치매 환자에서 우울증의 발병은 상당히 높아서, **알츠하이머** 환자의 20%에서 30% 정도가 우울증을 같이 앓고 있다. 치매와 가성치매 사이의 연관은 과거에는 약한 것으로 생각되었으나 지금은 그렇지 않다. 우울증은 실제로 치매의 전조일 수 있다. 비록 직접적인 원인이 되는 것은 아니더라도 우울증은 치매가 보이는 첫 증상일 수도 있다. 이 나이에서는 증상을 정상적인 노화로, 또는 많은 신체적 문제에 대한 정상적인 반응으로 치부해 버리기 쉽다. 이것은 상당히 위험한데 왜냐하면 나이가 들면서, 특히 남자의 경우, 자살의 위험이 함께 증가하기 때문이다. 대부분의 가성 치매 환자는 치료에 좋은 반응을 보인다. 그러므로 가성 치매를 진단하고 치료하는 것은 매우 중요한 일이다.

Q 87 노인요양원에 있는 어머니가 식사를 하지 않습니다. 어머니 주치의는 우울증인 것으로 생각합니다. 어머니는 이전에 한 번도 정신질환을 앓은 적이 없습니다. 가능한 일인가요?

우울증은 일생을 통해 나타날 수 있다. 우울증의 과거력이 없는 경우 일지라도, 노인의 경우 우울증이 생길 수 있으며, 특히 생활에서의 스트레스가 있는 상황에서는 특히 그렇다. 노인에서 우울증은 다른 의학적 상태에 의해 가려질 수 있다. 노인들은 의사에게 우울증과 관련된 호소를 잘 말하려고 하지 않는다. 우울증에서 나타나는 신체 증상은 다른 내과적 질환의 증상, 또는 약물의 부작용과 잘 구별되지 않을 수도 있다. 흔히, 우울증 증상을 알아차리더라도 생활환경의 변화에 따른 정상적인 반응으로 우울증을 잘못 이해한다. 노인 인구에서 발생하는 우울증은 자살율이 높기 때문에 노인에서 우울증을 알아내는 것은 중요하다. 백인 남자 노인은 특히 자살의 위험이 가장 높아 우울증의 발견과 치료의 중요성이 강조된다.

노인에서도 우울증의 치료는 동일하지만, 부작용의 가능성은 더 높으며 이미 복용중인 다른 약물과의 상호작용이 더 중요하다. SSRIs 계열의 약물보다 TCAs와 MAOIs 계열의 약물들이 더 심각한 부작용을 일으킨다. SSRI 약물 역시 해로운 약물 간 상호작용의 가능성이 있어 신중하게 선택되어야 한다. 이런 측면을 고려하여, 써트랄린이 가장 흔하게 처방된다. 약물치료와 함께 정신치료가 치료의 한 부분으로 필요하다. 나이에 따른 인지기능의 변화를 고려하여 치료의 수정이 필요할 수 있다. 인지치료가 노년기 우울증의 치료를 위해 개발되었으며, 대인관계 정신치료가 연구되어 노인 우울증 치료에 효과적인 것으로 밝혀졌다.

Q88 갑상선 기능 저하증으로 약물을 복용하고 있습니다. 또 우울증도 있습니다. 갑상선을 치료하면 우울증이 좋아질까요?

갑상선 기능 저하증과 같은 내분비 질환들은 정신과적 증상, 특히 우울증과 불안증가 관련 있다. 갑상선 기능 저하증은 여성에게서 더 흔하다. 주요 우울증처럼 보이는 증상은 다음과 같다.

- 주의력 저하
- 사고의 지연
- 허약
- 기억력 감퇴
- 우울한 기분
- 불안
- 불면
- 정신증

전형적으로, 신체증상도 나타나는데 메마른 피부, 가늘고 마른 머리, 변비, 경직, 쉰 목소리, 안면 부종, 팔목터널 증후군 등이다. 갑상선의 이상을 알게 되었다면, 갑상선 기능을 평가하기 위하여 혈액검사를 시행할 수 있다. 만일 갑상선 기능 저하증이 있는 경우 이에 대한 치료는 갑상선 호르몬을 보충하는 것이다. 대부분, 우울증이 잘 회복되지만 일부에서는 증상이 남는 경우도 있어 우울증에 대한 치료가 필요하다.

갑상선 호르몬은 치료에 잘 반응하지 않거나, 부분적인 반응만 있는 우울증에서 같이 사용하는 약물로 종종 이용된다. 갑상선 기능과 갑상선 호르몬 보충에 대한 반응과는 연관 관계가 없다. 그러므로 항우울제에 효과가 없는 경우 정상적인 갑상선 기능과 혈액 검사 결과가 나왔다고 해서 갑상선 호르몬의 투여를 배제해서는 안 된다.

제 7 부

살아남기

- 입원을 거부할 권리는?
- 약물 및 기타 다른 치료를 거부할 권리는?
- 프라이버시를 존중받을 권리는?

그리고…

Q 89 입원을 거부할 권리는?

우선, 입원을 거부할 권리는 주마다 다르다는 점을 인식할 필요가 있다. 그러나 대부분의 주에서는 강제입원에 대해 상당히 비슷한 기준을 가지고 있다. 그 기준에는 정신질환의 증상이 얼마나 심한지, 자신이나 타인에게 응급한 위험이 있는지 등이 포함된다. 주마다 다른 기준은 주로 법원 검토 전에 허락되는 입원 기간과 아주 작은 절차상의 차이 정도이다. 강제입원을 결정할 때, "심각한 장애"를 기준에 포함시키는 것 역시 주마다 다를 수 있다. 어떤 주에서는 이를 허용하지 않는다. 심각한 장애란 정신질환으로 인한 장애가 아주 심각하여 급박한 위험을 일으킬 수 있음을 의미한다. 예를 들어, 당뇨병을 심하게 앓고 있는 사람이 우울증으로 인해 인슐린 주사를 맞지 않는다면 당뇨병성 혼수로 갈 수 있는 위험한 상태일 수 있다.

입원을 거부할 권리에 대한 근거를 이해하기 위해서는 역사적 배경을 살펴볼 필요가 있다. 정신과 병동에 강제입원 시키는 것은, 법적 용어인 parens patriae(라틴어로 "부모로서의 국가 역할")법에 기반한다. 이에 따르면 의사는 주나 국가를 대표하는 사람으로서 정신질환자에 대해 "부모로서"의 역할을 수행하여 정신과 치료가 필요하다는 단순한 의견에 기반하여 정신과에 입원시킬 수 있다. 1973년 위스콘신의 레사드 대 슈미트 재판 결과가 이 법을 바꿔놓았다. 당시 원고 측이었던 레사드는 강제입원 되었었는데, 그 입원으로 인하여 자신의 권리가 침해 받았다고 주장하여 승소하였다. 첫째, 원고 측은 parens patriae 법에서 정의하는 '환자 자신의 건강과 지역사회 주민의 안녕을 위하여 정신과 치료가 필요한 정신적 질병이 있는 환자'의 개념이 너무 모호하다고 주장하였다. 둘째, 입원하는 과정에서 법적으로 정당한 절차를 밟지 않았으므로 원고의 권리가 침해되었다고 주장하였다. 법원은 원고 측이 제기한 이 두 가지 주장에 모두 동의하였다. 범죄 용의자와 마찬가지로 환자도 모든 권리를 보호받아야 한다고 법원은 판시했다. 이 판례로 인해 parens patriae는, 강제입원을 시키기 위해서는 정신질환을 앓고 있고 즉각적인 위험이 있다고 판단되는 두 가지 기준 모두를 만족시켜야 하는 요건으로 대치되었다. 법원은 입원 기준을 좀 더 구체적으로 정의함으로써 정신과 병원에 입원하는 환자의 수를 줄이고자 했다. 왜냐하면 그러한 강제입원이 잠재적으로 한 개인에게 끼치는 해가, 입원하지 않음으로 인해 개인과 지역사회에 미치는 위험성보다 더 크다고 판단했기 때문이다.

1976년, 타라소프 사건으로 알려진 두 번째 판결이 있었다. 이 사건은 살해당한 여자 아이의 가족이 의사를 상대로, 범인이 자신의 딸을 살해하겠다고 한 위협에 대해 가족과 경찰에 경고를 하지 않았다며 고소한 것이다. 일심 결과, 경찰과 의사 모두 책임이 있다고 판결했지만, 항소심에서는 경찰에 대한 혐의는 기각된 반면, 보호 의무에 대한 기준이 추가되어 의사의 혐의는 더 커졌다. 잠재적인 위험이 있는 환자를 치료해야 하는 책임이 커지고, 위험을 예견하는 어떤 과학적 근거도 없기 때문에, 수많은 사람들이 강제 입원되었다. 이는 결국 법원이 피하고 싶었던 결과로 이끈 셈이었다.

입원을 거부할 권리를 이해하기 위해서는 강제입원에 대한 역사적인 배경을 이해해야 한다. 자살이나 살해 의도를 표현한다고 해서 즉각적으로 강제입원을 시행해야 하는 것은 아니다. 무엇을 말했는지, 어떻게 말했는지, 누구에게 말했는지도 고려할 대상이다. 의사가 환자에 대한 정보가 없을수록 추가 질문이나 입원 여부를 평가하기 위해 응급실에 의뢰하는 것에 대해 더욱 신중하게 해야 한다. 환자의 표현이 실제적인 것이 아니라 하더라도 안전은 결코 가볍게 다루어져서는 안 된다. 의사에 대한 강력한 신뢰관계가 형성되어 치료에 대한 모든 선택의 가능성을 공개적으로 두려움 없이 자유롭게 논의할 수 있어야 한다. 이러한 논의 과정 중에 입원은 하나의 선택으로 이야기 되어질 수 있다. 입원이 필요하다고 판단한 순간, 의사는 입원으로 인해 생길 어려움을 설명해야 한다. 입원 이외의 선택을 하기 위해, 가족으로부터 도움을 받을 수 있는지 물어볼 수도 있다. 사실 적절한 지지체계는 안전을 유지하면서 입원을 피할 수 있는 가장 중요한 요소 중의 하나다.

강제로 입원되었다면 환자는 입원에 대한 이의제기를 할 수 있다. 정당한 법적 절차를 밟을 권리와 변호사를 선임할 권리가 있다. 주에 따라 법원이 변호사를 선임해 줄 수도 있다. 일반적으로 주마다 일정 기간 내에 환자는 판사 동석 하에 청문회를 개최하여 퇴원을 요구할 수 있는 법적 권리를 가지고 있다. 병원은 또한 환자의 "권리장전"을 게시하고 모든 환자에게 제공해야 한다. 강제입원이라고 하더라도 환자에게는 치료를 거부할 수 있는 권리가 있다. 자기 자신이나 타인에게 뚜렷하고 급박한 위험이 없는 한, 자신의 동의 없이는 약물을 투여 받지 않을 수 있다.

급박한 위험이 있을 경우에는 환자를 진정시키기 위해 즉효성 약물을 1회 투여하는 것, 법적으로 화학적 강박이라고 알려진 것을 행할 수 있다. 환자 자신이나 타인에게 해를 끼치는 것을 막기 위해 신체 강박이나 격리를 행할 수도 있다. 이를 행하는 데 있어, 연방정부에서 의무화 한, 구체적인 요구사항이 있다. 예를 들면, 적절한 모니터링, 강박의 필요성에 대한 문서화, 구체적인 시간제한 등이 요구되는데 이는 의사가 재평가하도록 되어 있다.

Q90 약물과 기타 다른 치료를 거부할 권리는?

안전이 자율에 우선하는 강제입원과 달리, 치료를 거부할 권리는 신성불가침이다(질문 89에서 언급 된 화학적 강박의 경우는 제외). 일반적으로 환자는 안전을 이유로 응급입원 하는 경우를 제외하고는 모든 종류의 약물치료나 정신과 치료를 전적으로 거부할 권리를 가지고 있다. 의사는 어떤 종류의 치료를 처방하기에 앞서, 반드시 치료동의(고지에 입각한 동의)를 받아야 한다. 치료동의는 현대의학의 법적, 윤리적 근간이 된다. 치료동의를 받는 과정은 다음의 내용을 포함한다.

- 의학적 결정을 내릴 수 있는 환자의 능력에 대한 평가
- 결정에 대해 강요하지 않음
- 진단과 예후에 대한 정보, 제공되는 치료에 대한 장단점, 대안치료에 대한 장단점, 치료를 받지 않았을 때의 장단점

치료동의에 대한 중요한 몇 가지 예외가 있다. 응급상황, 치료적 특권, 치료적 면제, 암묵적 동의가 이에 해당된다. 많은 응급상황의 경우, 환자는 무의식 상태이고 생명과 직결되는 치료가 필요하다. 이때 치료동의가 이루어졌다고 판단하거나 의사의 능력에 따라 동의를 받고 진행될 수 있다. 치료적 특권이라고 판단되는 경우에 의사는 환자에게 충분한 정보를 주지 않을 수 있다. 왜냐하면 이 경우 환자에게 정보를 주는 것이 득보다 실이 많을 수 있기 때문이다. 때때로 환자가 정보를 주지 말라고 요구하는 경우도 있다. 즉 환자는 정보를 제공받을 권리를 면제 받는다. 이러한 면제는 권할만한 것은 아니다. 환자가 결정에 대한 자신의 권리를 포기하면 결정을 내리는 데 도움을 받을 가족의 명단을 작성해야 한다. 암묵적 동의는 혈액채취를 하거나 혈압을 재는 순간, 환자가 팔을 내미는 행동으로 표현된다.

약물이나 기타 다른 치료를 거부할 때 환자는 그로인해 발생할 수 있는 결과에 대해 정보를 제공받고 충분히 이해하는 것이 필요하다. 발생 가능한 결과를 이해한다고 해도, 치료를 거부할 능력이 없다면 의미가 없다. 치료를 거부하는 능력에는 네 가지 요소가 포함되어야 한다.

- 선택의 의사를 표현할 능력
- 치료 선택과 그로 인한 결과를 이해할 수 있는 능력
- 정보를 구체적인 상황에 적용시킬 수 있는 능력
- 정보에 대한 근거를 이성적으로 이해할 수 있는 능력

환자가 의학적 혹은 정신과적 치료를 결정하는 데 있어 이 네 가지 요소는 반드시 충족되어야 한다. 일반적인 치료적 결정 상황에서, 환자와 의사는 네 가지 요소 중 대부분에 대한 공감대를 형성한다. 이들 네 가지 요소들은 환자가 생명이 위험한 상황에서 치료를 거부할 때 좀 더 명확하게 구분지을 필요가 있다. 이러한 상황 하에서 의사는 정신과 의사에게 환자가 치료를 거부할 능력이 있는지, 그러한 능력이 부족하다면 결정을 내리기 위해 응급상황에서의 법적 보호자를 추천해줄 수 있는지 물어볼 수 있다. 이러한 상황에서 일반적으로 가족 구성원이 법적 보호자의 역할을 대행한다.

입원 후에도 자주는 아니지만 실제적으로 생명을 위협하는 정신의학적 상황들이 있다. 그 중 가장 분명한 경우는 환자가 행동의 통제력을 잃어 화학적 강박이 필요한 상황이다. 이보다는 덜하지만, 환자가 우울증이 심하여 더 이상 먹거나 마시지 않고 모든 치료를 거부하는 경우도 있다. 대부분의 주에서 이러한 경우 법적 보호자를 위한 청문회가 열리는데, 여기에서 환자의 생명을 유지하기 위한 의학적 치료는 허락되지만 환자가 계속 정신과적 치료를 거부할 경우, 이를 시행할 수는 없다. 사실 일반적으로 법적 보호자

의 권리는 의학적 치료, 주거 상태와 재정적 부분에 대한 결정에 한정된다. 법적 보호자는 정신과 병동에 입원시킬 수 없고 강제적으로 약물을 복용시키는 데에 동의할 수 없다. 대신 두 번째 청문회를 열어 제3의 정신과의사가 환자를 평가하고 그 결과를 법원에 제출해야 한다. 그 후에 판사가 약물이나 혹은 다른 형태의 치료를 환자가 거부하더라도 정신과적 치료를 시행해야 하는지를 결정하게 된다. 이러한 과정은 일반적으로 환자가 입원 후에도 계속 약물치료를 거부할 때, 진행된다. 환자의 건강과 안녕이 치료에 달려있다고 판단될 때, 병원은 이러한 법적 절차를 밟게 된다.

외래 환자의 경우, 자신의 능력 안에서, 치료적 선택을 이해하고 각각의 치료적 선택의 중요성을 비교할 필요가 있다. 또한 필요 시 사용할 수 있는 외부의 지지체계에 대한 정보를 가지고 있어야 한다. 상당 부분의 경우, 외래 환자가 약물치료를 거부할 권리는 존중된다. 사실 외래치료를 강요할 수 있는 주는 거의 없다. 하지만 요즘에는 아주 특별하고 제한된 상황에서 행해지고 있다. 최근에 발생한 세간의 관심을 끈 사건이 여러 주에서 발생했다. 치료를 거부한 정신과 환자가 다른 사람에게 해를 입히거나 살해를 한 사건들로 인해 외래치료도 강제적으로 시행해야 한다는 법이 촉구되고 있다. 그러나 강제적인 외래치료 요건은 굉장히 엄격하고 정기적인 법원의 평가가 필요하다.

Q91 사생활 보호에 대한 권리는?

HIPAA(Health Insurance Portability and Accountability Act.)라는 새로운 연방법이 도입된 이래, 지난 수년 간 개인의 비밀보장 문제는 의학계에서 가장 큰 논쟁 거리 중 하나가 되었다. 의학계에서 비밀 보장이란 늘 가장 중요한 원칙 중 하나로 간주되어 왔다. 정신과의 특성 상 환자의 비밀 보장은 더욱 예민한 문제로 다른 어떤 전문과목보다 비밀 보장에 더 많은 규제를 두어왔다. 그 결과 환자의 서면 동의가 없는 한, 정신과적 정보는 누구에게도 제공되지 않는다. 일반적인 의학적 정보공유를 위한 서면 동의만으로는 충분치 않다. 정신과적 치료와 약물, 알코올에 대한 정보 제공을 환자가 구체적으로 기재해야 한다. 환자의 사생활을 보호하기 위한 모든 노력을 기울여야 한다.

하지만 이러한 권리에도 예외 사항이 있으며, 모든 사람이 예외 사항을 알 필요가 있다. 첫째, 환자가 입원되지 않는 한, 타인에게 위협이 된다고 간주되는 상황에서 비밀 보장은 적용되지 않는다. 둘째, 법적으로 보고해야 할 의무가 있을 때에도 제외된다. 여기에는 전염병, 아동 혹은 노인 학대, 운전 미숙, 특정 사법 권한 내에서 요구되는 다른 상황들이 포함된다. 셋째, 주에 따라 법원 명령이나 의학 정보의 공개가 환자의 서면 동의 없이 행해질 수 있다. 하지만 좋은 의사라면 법원의 명령을 따르기 전에 환자에게 고지하고 서면 동의를 받으려고 노력한다. 코네티컷과 같은 일부 주는 "보호된" 기록에 대해 연방 HIPAA 법보다 상위의 법을 가지고 있다. 대부분의 주에서는 환자의 정보를 제공하는 데 있어 여전히 환자가 서명한 HIPAA 위임장이 필요하다. 환자가 서명한 위임장을 받지 못한 경우, 주법에 따라 의사는 정보 공개를 거부하기 위한 적절한 절차를 밟아야만 한다. 이러한 과정에는 일반적으로 법원에 재정신청을 하기 위해 변호사를 선임하게 된다. 넷째, 병원은 환자의 서면 동의 없이 치료나 지불 혹은 경영(질 관리, 동료 의사에 의한 검토, 교육)을 목적으로 최소한의 필요한 건강정보를 제공할 수도 있다. 이는 후에 논의될 HIPAA 규정에 포함된다.

의사가 환자의 동의 없이, 환자의 정보를 다른 사람에게 제공할 때, 가장 명심해야 할 점은 "제3자에 대한 의무" 개념이다. 대부분의 변호사들은 부당한 사망 사건보다 비밀유지의 위반에 대해 변론하는 것을 더 좋아한다. 의사가 이 개념을 잘 이해하고 있어야 응급 상황에서 환자 자신과 지역사회를 더 큰 위험으로부터 보호할 수 있고, 이런 필요에 따라 적합하게 환자의 자율성과 비밀 보장의 권리를 침범할 수 있다. 이는 특히 환자가 응급실에서 평가되고 있을 때 더 그러하다. 이러한 상황에서 의사는 일반적으로 외부로부터 다른 정보를 얻기 전에는 환자를 퇴원시키려 하지 않는다. 또한, 외부에서 정보를 얻는 과정을 핑계로 퇴원을 미루거나, 이 정보를 강제입원을 시키는 데 이용하려고 하지도 않는다. 좋은 의사라면 환자에게 자신의 결정을 알리고 누구와 연락하고 있는지를 알려준다.

애초에 HIPAA가 만들어진 이유는 해고당한 뒤에도 건강보험을 유지시키고, 기존에 앓고 있던 질환이 보험의 보장 범위에서 제외되는 조건을 줄이기 위한 것이었다. HIPAA는 또한 정부가 메디케어 시스템의 남용과 속임수를 더욱 잘 통제하고 이의 제기 시스템을 표준화하기 위한 의도였다. 그러나 대부분의 사람들에게 HIPAA란 사생활 보장과 동일한 의미이다. 왜냐하면 진료실에 들어가는 순간 가장 첫 번째로 하는 일 중의 하나가, 사생활 보장에 대한 고지를 받고 그러한 고지를 받았음에 대해 서명하는 것이기 때문이다. 사생활 보장에 대한 고지는 사생활과 관련된 환자의 권리를 강조하고 병원 내에서 의료 과정에서 생겨나는 건강관련 정보를 의료 제공자가 보장할 의무가 있음을 강조한다. 이 고지에는 환자가 사전에 어떠한 정보도 외부로 나가는 것에 대해 반대하지 않는 한, 서면 동의 없이 환자의 정보가 공유될 수 있는 다양한 방법들을 기술하고 있다. 이 고지서는 또한 앞서 언급된 바와 같이 법으로 강제되는 경우에, 건강정보를 제공할 수 있음을 설명한다. 특히 정신과, 약물, 알코올 정보가 치료와 지불, 혹은 운영의 목적으로 제한되어 사용될 수 있지만, 특히 더욱 보호되고 있음을 명시한다. 여기에는 특히 서면 요구사항이 없는 한, 진료 시간과 같은 정보는 전화나 우편, 혹은 가족구성원들과 공유할 수 있다고 기술되어 있다. 마지막으로 환자는 서면 요구사항을 제출하여 자신의 건강 정보를 검토하고 수정할 권리가 있다. 특정 상황에서는 이러한 권리가 거부될 수 있음이 고지 내에 명시되어 있지만, 환자는 그 이유를 알 권리가 있으며 이에 대해 이의를 제기할 수도 있다.

일반적으로 환자가 처음 병원을 방문하여 수많은 양식을 작성하기 시작할 때 그 형식 중의 하나는 치료와 지불 그리고 운영의 목적으로 자신의 정보가 제공될 수 있음을 허락하는 것이다. 지불과 관련하여 환자의 보험 회사는 환자의 의학적 정보를 요구하게 되는데, 이는 보험회사가 어디에 지불하는지를 알고자 하기 때문이다. 보험회사가 보험금 지불을 허락하는 데 사용하는 용어는 "의학적 필요(medical necessity)"이다. 즉 보험회사는 특정 서비스에 대한 청구가 의학적으로 필요하며 지불 여부를 확인하기 원한다. 이는 또한 의학적 필요성을 보여주기 위해 환자의 진단과 고려중인 치료 방법을 보험회사에 보내주어야 하는데, 여기에는 환자의 진료기록 복사본 등이 포함될 수 있다. 만약 환자가 그런 정보를 제공하는 것에 대해 거부한다면, 환자에게 지불 책임이 주어진다. 다시 한 번 강조하자면, HIPAA의 목적은 환자에게 정보를 충분히 제공한 상태에서 자신의 의학적 정보의 비밀보장에 대한 결정을 내릴 수 있는 권리를 주기 위함이다.

Q92 *치료에 가족이 포함되는 것이 필요한가요?*

■ 앤

가족 중 한 명이 우울증을 앓게 되면 전 가족이 영향을 받게 됩니다. 우리 집의

경우, 청소년기의 두 아이가 조울병을 앓게 되자 그 스트레스로 인해 남편이 우울증에 빠지게 되었습니다. 나는 질환을 앓고 있는 가족들을 건강하게 돌보기 위해 애써야만 했습니다. 가족이 함께 위기를 극복하기 위해서는 가족 구성원이 개인의 치료에 참여하고 정기적인 가족 상담을 받는 것이 꼭 필요합니다.

우울증을 평가하고 치료하는데 있어 가족 구성원을 어느 정도까지 포함시킬지는 개인이 결정하는 것이지만, 의사가 평가 과정에서 가족의 참여를 요구하거나 일부 상황에서는 강하게 주장하기도 한다. 일반적으로 우울증은 인지 능력에 영향을 주고 상태가 심한 경우 결정을 내릴 능력이 손상받기도 한다. 가족 구성원의 참여는 증상과 인간관계, 직업생활의 어려움을 명확히 하는데 도움을 주며 가족력도 확인할 수 있다. 가족 구성원이 우울삽화를 야기한 최근의 스트레스 요인을 확인하는 데 중요한 정보를 줄 수도 있다. 더욱 중요한 것은 가족 구성원이 초기 치료와 회복 과정에서 중요한 지지자가 될 수 있다는 점이다. 간혹 우울증을 앓는 사람은 그들이 사랑하는 가족들이 강하게 요청해야만 치료를 받는 경우가 있다. 우울한 사람은 치료 동기와 자존감, 자아충족감에 영향을 받기 때문에, 치료 과정에 적극적으로 참여하지 않을 수 있다. 이들에게 약을 잊지 않고 복용하고 병원 진료에 빠지지 않게 해줄 누군가가 필요할 수 있다.

자살 사고의 위험이 있는 경우, 환자가 자신의 안전을 유지할 능력을 의사가 평가하는 데 있어, 가족의 참여가 더욱 중요한 요소가 될 수 있다. 가족 구성원은 자살 행동을 모니터할 수 있기 때문이다. 만약 우울증을 앓고 있는 사람이 홀로 지내고 어떠한 지지체계도 없다면, 자살을 포함한 우울증의 합병증이 발생할 확률이 높다. 따라서 의사는 환자가 위험에 처했다고 판단하면, 가족의 참여를 요구하기도 한다.

Q93 사장님이 내가 치료 받는 것을 알게 될까봐 걱정입니다.

많은 고용주들은 보험회사와의 계약을 통해 의료비를 지불하며, 당연히 그 결과 지출의 내역을 알고 싶어 한다. 그뿐 아니라 우울증으로 인해 회사를 잠시 쉬어야 한다면, 고용주에게 어떻게 말해야 하는지에 대해서도 고민이 될 수 있다. 많은 지원서 양식에서도 고용 절차 중의 하나로 정신질환 문제가 언급된다. 이러한 모든 문제들은 고용주가 당신이 앓고 있는 정신질환에 대해 알게 되지 않을지, 그리고 그로 인해 부정적인 결과를 초래하는 것에 대해 걱정이 될 수 있다. 이 모든 문제들이 합당한 걱정이긴 하지만, 고용주가 의료비를 낸다고 해도 최소한 알아야 하는 정보 이외의 구체적인 정보까지 알 권리는 없다. 최소한 알 것만 알리면 된다. 내과적 질환이건 정신과적 질환이건, 의료비 지불을 위해서든 일을 잠시 쉬기 위해서든 간에, 고용주가 당신이 앓고 있는 질환의 진단에 대해 알 권리는 없다. 당신이 일을 쉬어야 하는지 혹은 돌아왔을 때 일의 양을 줄여 주어야 하는지를 알기 위해 당신이 앓고 있는 질환이 업무 수행능력에 영향을 주는지에 대한 정보를 요구할 수도 있다. 고용 지원서에서는 업무 수행능력에 지장을 초래할만한 정신질환을 앓고 있는지 만을 확인할 수 있다.

우울증은 치료가 가능한 정신질환이고 우울증만으로는 영구적인 장애라고 할 수 없다. 따라서 이 질문에 대한 답은 "아니오"이다. 우울증 치료를 받고 있는 상당수가 완전히 회복되어 이전의 기능을 되찾을 수 있다. 우울증으로 치료를 받고 있거나 앞으로 계속 치료를 받아야 한다고 해도 장차 고용주가 될 사람에게 그 정보를 공개할 필요는 없다.

Q94 회복된 후에도 다시 우울해질 수 있나요?

주요 우울 삽화를 경험한 사람들 중 상당수는 수년 간 또 다른 우울 삽화를 경험하지 않는다. 관해란 증상이 전혀 없거나 정상 기능이 가능한 최소한의 증상만을 가지고 있는 것을 말한다. 일단 관해가 6개월 이상 지속되면 회복된 것으로 간주된다. 완전히 회복되고 나면, 이후에 따르는 우울 삽화는 재발로 간주된다. 처음 우울증이라고 판단될만한 사건이 나타난 이후에, 시간이 지날수록 재발의 위험은 줄어든다. 재발의 위험은 회복된 후 초기 1년이 가장 높다. 또한 재발의 위험성은 우울 삽화를 얼마나 경험했는지에 따라 다르다. 우울 삽화를 많이 경험한 사람일수록, 우울증이 재발할 확률이 더 크다. 앞에 32번 질문에서 설명된 방법들을 이용하여 재발의 위험성을 줄일 수 있다.

치료 반응은 증상이 완전히 없어지지는 않아도 증상이 상당히 향상된 것을 말한다. 이를 부분관해라고도 한다. 우울증에 효과적인 치료 방법이 많이 있기는 하지만, 치료 반응과 회복은 초기 중재에 따라 달라질 수 있음을 기억해야 한다. 우울증을 앓고 있는 사람 중에서 항우울제만으로 관해가 될 수 있는 사람은 반도 안 된다. 이런 이유로 다른 약을 시도해 보거나 의사가 다른 방법을 추천할 수도 있다. 최근의 연구는 대부분의 사람들이 완벽하게 우울증의 관해에 이르는 것을 목표로 진행되고 있다. 관해가 되지 않으면 재발의 위험성이 높아지고 치료 후반에 약물 효과가 나타나지 않을 수도 있으며, 작업 기능에 손상을 받고 의료 보험이 증가할 수도 있다.

95 여러 가지 약물 치료와 기타 치료에도 효과가 없다면 어떻게 해야 하나요?

■ 앤

내 남편과 아들 모두 운이 좋게도 약물에 좋은 반응을 보였습니다. 하지만 딸의 경우는 좀 달랐습니다. 딸의 입장에서는 인내와 끈기가 필요했고 의사는 효과적인 치료를 찾으려고 부단히 노력한 결과, 마침내 우울증을 안정시킬 수 있는 약물의 조합을 찾아내었습니다. 가장 효과적인 방법을 찾는 동안, 희망을 저버리지 않는 것이 중요합니다.

안타깝게도, 우울증에 대한 일반적인 치료가 효과가 없을 때, 상황은 달라진다. 좌절감을 느낄 수 있으며 우울증의 진행 상황에도 영향을 끼칠 수 있다. 이럴 때, 한 의사에게서만 계속 치료를 받아왔다면, 다른 의사를 찾아서 상담해 보는 것이 도움이 될 수도 있다. 새로운 의사는 병력을 검토하여 다른 치료 방법을 제안할 수도 있다. 때로는, 치료 용량이 부정확하거나 약물 치료기간이 잘못되었을 때, 혹은 오진으로 인해, 치료 반응이 없는 경우도 있다. 공존 병리가 있는 경우(co-morbid condition)에도 역시 우울증에 대한 치료 반응이 떨어질 수 있다.

우울증과 동반될 수 있는 질환에는, 불안장애(공황장애, 범불안장애, 강박장애, 사회불안장애), 외상후 스트레스 장애, 주의력결핍장애, 물질남용 등이 있다. 이런 경우에는 동반되는 질환에 대한 평가와 동반 질환에 대한 치료도 필요하다. 예를 들어 물질남용 문제가 있는 우울증의 경우, 우울증을 적절히 치료하기 위해서는 물질남용 치료가 선행되어야 한다. 치료에 반응이 없는 우울증의 경우, 양극성장애일 수도 있다. 이때에는 추가적인 약물치료가 필요하다. 정신과 의사들은 치료에 반응이 없는 우울증을 치료할 때 가이드라인을 이용한다. 종종 오래된 항우울제인 TCAs나 MAOIs를 시도해 보거나 ECT를 고려할 수 있다. 모든 정신과 의사들이 정신약물치료학을 공부하기는 하지만, 우울증 분야에 대한 특별한 전문성을 가지는 의사들도 있다. 이들은 일반적으로 학회에 가입이 되어 있다.

Q96 우울증으로 진단 받은 경우, 자살의 위험성은 어떻게 되나요?

우울증을 앓는 사람들 중 대부분이 자살을 시도하는 것은 아니지만, 자살을 시도하는 사람들 중 상당수는 우울증을 앓고 있다. 자살은 우울증을 치료하지 않았을 때 발생할 수 있는 가장 위험한 사건이다. 일반적으로 자살은 갑작스럽게 생각해서 행동으로 옮기는 것이 아니다. 오히려 시간을 두고 자살 사고가 진행된다. 처음에 죽음에 대한 생각이나 죽고 싶은 마음이 스치듯이 지나갈 수 있다. 이러한 생각들이 자살 방법을 공상하는 것으로 진행되고 나중에 실제적인 자해를 계획하는 단계로 발전된다. 이렇게 진행되는 데 걸리는 시간은 몇 주에서 몇 달이 걸릴 수도 있고 짧게는 몇 분이 걸릴 수도 있다. 충동조절이 어려운 사람의 경우에는, 짧은 시간 안에 자살을 시도할 확률이 높다.

자살을 계획하거나 자살을 시도한 사람은 정신 상태 평가를 즉각적으로 시행해야 한다. 일부에서는 가족 중의 한 사람이 자살을 시도한 것을 발견하고도 당사자가 실수였다고 말하거나, 괜찮다고 해서 응급실에 오지 않는 경우도 있다. 하지만 전문가가 그 상황을 평가하도록 하는 것이 가장 좋다. 자살은 우울증이 내포하고 있는 가장 심각한 위험이다. 의사들은 다양한 요소들을 기반으로 자살의 위험성을 평가하는데 여기에는 환자의 현재 정신

상태, 개인력, 가족력, 약물사용 등이 있다. 언급한 바와 같이 자살 사고는 절실하게 죽음에 대해 집착하는 수준에서, 막연히 죽음을 생각하는 경우, 그리고 자살을 시행할 구체적 계획을 세우는 정도에 이르기까지, 일련의 연속적인 정도를 가지며, 의사는 환자가 어느 정도에 해당하는지를 평가해야 한다. 의사는 자살 사고가 있는지 직접 묻는다. 직접적인 질문이 환자에게 자살 사고를 심어주지는 않는다. 오히려 환자로 하여금 자살에 대해 편하게 이야기할 기회를 준다. 대부분의 환자는 도움 받기를 원하고 누군가 자신이 어떻게 느끼는지를 알아주기를 바란다. 이런 관점에서 볼 때 가족 중의 누군가가 자살을 고려하고 있다고 믿을만한 근거가 있다면, 그 점에 대해 터놓고 솔직하게 이야기하는 것이 가장 좋다. 그렇게 함으로써 새로운 자살 사고를 그 사람에게 심어주는 것이 아니라, 도움이 필요한 경우, 치료를 받을 수 있는 기회를 제공하게 된다.

Q97 가족 중의 한 사람이 자살했습니다. 내가 무엇인가 놓친 것 같아 죄책감이 듭니다.

■ 앤

안타깝게도 우리 아이들이 어렸을 때, 시어머니가 자살하셨습니다. 그 충격적인 사건으로 인해, 우리 부부와 아이들은 도움이 필요할 때에는, 전문가의 도움을 받아야 한다는 생각을 가지고 있습니다. 최고의 치료를 받는 중에도 환자가 자살할 가능성은 있지만, 치료를 받음으로써 자살과 같은 끔찍한 결과를 사전에 막고, 다시 건강하게 지낼 수 있다는 점에 집중하는 것이 도움이 됩니다.

자살은 정신 질환을 앓는 환자에게 발생할 수 있는 사건 중에서는 가장 비극적인 결과이다. 환자가 겪는 고통으로 인해 결국은 자살할 수도 있다고 마음의 준비를 해왔던 경우에도, 자살은 늘 가족들에게 뜻밖의 충격을 안겨준다. 실제 누군가 자살을 한다면, 가족, 친구, 건강 관리자 모두 충격을 받는다. 그 중의 일부는 상실에 대한 죄책감으로 완전히 황폐화되기도 한다. 아주 작은 겉으로 보기에 무의미한 사건이 한 사람의 죽음으로 이어졌을 때, 그 당시에는 지극히 정상적으로 보이던 것들이, 되돌아보면 새롭게 보이고 가슴 아픈 의미를 갖게 된다. 이러한 작은 일련의 사건들이 죽음을 결정하게 되는 분명한 징후임을 알게 되면서 죄책감은 더욱 커진다. 자살한 사람을 실망시킨 것 같고, 하지 말았어야 하는 말을 한 것 같고, 실제로는 늘 있어 주었음에도 필요할 때 곁에 있어주지 못한 것 같은 생각이 들게 된다. 그 상황들을 되돌아보면서 이렇게 자문하곤 한다. "어떻게 그걸 내가 몰랐을 수가 있지?" 이러한 감정들은 정상적인 것이다.

자살을 정확하게 예측하는 과학은 현재까지 없으며, 아마 앞으로도 없을 것이다. 어떤 사람들은 지속적으로 자살 사고를 가지고 살면서 평생 그 생각을 실행에 옮기지 않는다. 또 다른 사람들은 끊임없이 자해하고 약물을 과다복용하면서도 자기 자신에게 치명적인 신체적 상해는 가하지 않는다. 반면 실제 자살을 감행하는 그 순간까지 자살 사고를 한 번도 가져보지 않은 사람들도 있다. 정신 질환을 평가하고 치료하는 정신의학의 발전에도 불구하고, 수많은 위험 요소 중의 단 하나만으로도 자살에 이를 수 있다.

연구자들은 자살을 시도하거나 자살에 성공한 집단을 분석하여 자살과의 상관관계가 있는 다양한 변수들을 찾아내고자 한다. 하지만 상관관계가 있다고 해서 그것이 자살을 일으키는 원인이라고는 할 수 없다. 위험 요소가 자살에 대한 위험성을 평가하는 데 도움을 줄 수는 있지만 실제 그 사람이 자살을 시도하거나 실제 자살로 사망할 수 있는지를 예측하는 데에는 거의 도움이 되지 않는다. 그 결과 정신의학은 기껏해야 부정확한 과학에 불과하고 자살을 예측하는 능력은 기상 예측하는 것보다도 못하다. 자유의지의 힘을 결코 낮추어 보아서는 안 된다. 죄책감은 어쩔 수 없는 감정이고, 예상되는 일반적인 감정이기는 하지만, 한 사람이 다른 사람의 행동에 대해 책임을 질 수는 없다.

98 정신과 의사가 내게 위험이 있다고 판단하면 "경고 의무"가 있다고 말했는데 그것은 무슨 뜻입니까?

"경고 의무"는 1974년에 있었던 타라소프로 알려진 유명한 사건으로 인해 확립되었다. 이는 1976년에 있었던 항소 이후에, 보호 의무로 개정되었다. 89번 질문에서 설명한 타라소프 판례는 한 남자에 의해 살해된 소녀의 가족이, 딸이 살해되기 전에 그 남자의 살해 위험에 대해 경고 받지 못했다고 소송한 사건의 이름을 딴 것이다. "경고 의무"는 자신의 치료 하에 있는 환자로 인해 제3자가 위험에 처해진 경우, 당사자에 대한 법적, 윤리적 의무를 말한다. 이 의무는 상담가나 의사에게 말한 모든 사생활에 대한 비밀유지의 권리에 우선한다. 많은 점에서 이 의무는 아이가 학대 받고 있다고 의심될 때, 담당 기관에 보고해야 하는 건강 관리자들의 의무와 법적인 면에서 유사하다. 이는 HIPAA 사생활 보호의 예외 조항 중의 하나로 "건강이나 안전에 심각한 위험을 피하기"위해 사생활 법안에 대한 공지에 기재된 내용이다.

환자가 자살 사고를 표현했다고 해서 경고 의무가 적용되는 것은 아니다. 하지만 자살한 환자의 가족들이 의사가 가족들에게 그 사실을 알리지 않았다고 의사를 상대로 소송을 했었다. 벨라 대 그리슨(1978년) 사건에서 법원은 타라소프와 같은 경고를 했어야 했다는 가족의 주장을 기각했다. 환자가 자신의 가족에게 알려지게 되면 치료를 받으려고 하지 않을 것이기 때문에 환자로 하여금 치료를 잘 받도록 하기 위해 비밀 보장의 의무가 더 크다고 법원은 판결했다. 하지만 법률 전문가와 임상의사들은 환자가 자살 의사를 표현할 때 가족에게 알리는 것에 대해 심각하게 고려해 보기를 제안한다. 일반적으로 그러한 상황에서 환자가 자살의 위험이 임박했다고 판단되면 환자를 보호할 의무가 더 커진다. 이는 궁극적으로 환자를 자발적으로든 비자발적으로든 간에 입원시켜야 하는 의사의 의무와 연결된다.

Q99 NAMI가 무엇인가요? 그곳에서는 어떤 도움을 줄 수 있나요?

NAMI란 the National Alliance for the Mentally Ill의 앞 글자를 딴 말로, 주로 정신질환을 앓고 있는 환자와 환자의 가족으로 구성된 지지 그룹이다. 그 단체의 사명 선언에 적힌 바와 같이, "NAMI는 정신질환을 없애고 정신질환으로 고통받는 사람들의 삶의 질을 증진시키는데 헌신한다." 1979년, 설립 당시부터 NAMI는 1500만 명 이상의 환자와 그들의 가족이 평등한 서비스와 치료를 받을 수 있도록 정신질환자들의 권리를 옹호하기 위해 애써왔다. 전원 자원봉사자로 구성된 단체로 전국 50개 주에 천 개 이상의 지부를 가지고 있으며 환자와 가족 그리고 지역사회를 교육시키고 연구 활동을 늘리기 위해 로비를 하고 정신질환으로 고통받는 사람들의 건강보험 문제와 주택, 재활, 그리고 직업 문제에 도움을 주고 있다. 각 지역마다 특성과 필요성이 다르기 때문에 각 지부는 개별적인 지역사회 단위를 기반으로 서비스를 제공한다. 웹사이트 주소는 www.nami.org로 더 많은 정보와 지역 지부에 참여하고자 하는 사람들을 위한 자료를 제공하고 있다.

100 우울증에 대한 더 많은 정보를 어디에서 구할 수 있나요?

이 작은 책 한 권으로 우울증의 모든 면을 설명하는 것은 불가능하다.

Appendix A에 우울증을 앓고 있는 환자와 가족들에게 유익한 단체와 비상연락처, 그리고 웹사이트를 실어 놓았다.

역주) 우리나라의 경우 정신과 환자에 대한 권리는 정신보건법에 명시되어 있다. 2010년 3월 현재 개정 정신보건법이 입법 예고 중이므로 상세 설명은 생략한다.

역주) 건강보험제도

1. 건강보험제도

질병 치료와 건강보호의 비용 부담을 사회가 위탁받아 모든 사람에게 의료혜택이 주어지도록 하는 보험으로 강제적이다.

2. 국민건강보장제도의 유형

1) 사회보험방식
  정부기관이 아닌 보험자가 보험료로써 재원을 마련하여 의료를 보장하는 방식.
2) 국민건강보험방식
  의료에 대한 사회보험 관리운영기구, 즉 국가 내 보험자가 1개라는 점에서 사회보험방식과 차이가 있다.
3) 국민보건서비스방식
  정부가 일반조세를 재원으로 하여 모든 국민에게 무상으로 의료를 제공하는 방식이다.

3. 진료비 지불방식

1) 행위별 수가제

개별 의료행위마다 가격이 지불되는 체계이다.

2) 포괄수가제

발생빈도가 높은 질병에 대해 환자의 입원 일수와 중증도에 따라 미리 정해진 표준화된 진료비를 의료기관에 지급하는 방식이다.

3) 인두제

의사가 담당하는 환자 수에 비례하여 일정 금액을 지급하는 방식이다.

4) 총액계약제

보험자와 의료공급자간에 진료비 총액에 대한 계약을 체결하는 방식이다.

* 우리나라의 진료비 지불방식

행위별 수가제를 기본으로 하면서 발생빈도가 높은 질병군에 대해서는 질병군별 포괄수가제를 일부 적용하고 있다.

4. 우리나라 건강보험(국민건강보험)

1) 목적 및 대상

국민의 질병·부상에 대한 예방·진단·치료·재활에 대하여, 그리고 출산·사망 및 건강증진에 대하여 보험급여를 실시함으로써 국민보건을 향상시키고 사회보장을 증진하기 위한 제도로 의료급여 대상자를 제외한 국내 거주 전국민을 가입 및 적용 대상으로 하며, 가입자는 직장가입자와 지역가입자로 구분한다.

2) 운영체계

① 구성

- 국민건강보험은 보험자(국민건강보험공단), 요양기관, 피보험자(피부양자)의 3자 관계로 구성된다.

② 재원조달

- 원칙적으로 가입자가 부담하도록 한다.
- 직장가입자의 경우 근로자와 사업주가 공동부담 한다.
- 지역가입자의 경우 소득과 재산, 자동차 등을 고려하여 세대가 함께 부담한다.

5. 미국 의료보험의 체계

1) 공통점

현재 미국의 의료보험 체계는 HMO(Health Mainfenance Organization)라는 민간 보험 기구에 맡겨져 있으며 한국의 건강보험 체계와는 형태가 다르다 하지만 민간 보험이냐 공적보험이냐 하는 형태만 다를 뿐 의료서비스가 의료보험의 형태로 제동된다는 점은 같다.

2) 차이점

① 보험자로서 한국은 국민건강보험공단으로 일원화 되어 있고 미국은 민간 의료보험회사가 담당하게 된다.

② 한국은 보험공단의 보험이 전 국민을 대상으로 강제적으로 가입하게 되어 있어 국가기관의 성격을 가지고 있다. 따라서 보험공단이 모든 병원과 강제로 계약하여 의료기관에 진료비를 일정비율 지불해 준다. 그러므로 환자는 어느 병원이든 같은 가격에 의료서비스를 받을 수 있다. 미국은 민간의료보험이 이 역할을 하는데 보험회사들 여러 곳이 경쟁하므로 국민 개개인이 보험회사를 선택할 수 있고 계약을 맺은 병원에서의 진료만 보험료를 지급해준다.

③ 한국의 경우는 보험공단이 의료 서비스를 독점하므로 의료공급자(병의원)에 가격은 낮추고 서비스는 높이도록 요구를 할 수 있지만, 낮은 가격을 요구함으로서 차별화된 서비스 또는 의료신기술의 개발이나 도입에는 불리하다. 반면, 미국은 여러 보험사들이 더 싸고 질 좋은 서비스를 제공하기 위해 서로 경쟁을 하여 가격을 낮추는 효과가 나타날 것 같지만 실제로는 가격 하락의 효과는 거의 없다. 더 큰 문제는 모든 국민을 대상으로 하는 것이 아닌 개별적인 선택을 하게 하는 것이라 경제적으로 취약한 국민의 경우 아무 보험도 선택하지 못하는 사태가 발생할 수 있다는 것이다.

부 록

부록 A

관련 기관

보건복지가족부 http://www.mw.go.kr/
한국보건사회연구원 http://www.kihasa.re.kr/
대한신경정신의학회 http://www.knpa.or.kr/
대한소아청소년정신의학회 http://www.kacap.or.kr
대한노인정신의학회 http://www.kagp.or.kr
대한우울 조울병학회 http://www.ksdb.or.kr/
사단법인 대한정신보건가족협회 http://www.kfamh.or.kr/
한국자살예방협회 http://www.suicideprevention.or.kr/
서울시자살예방센터 http://www.suicide.or.kr/
한국자살예방협회 사이버상담실 http://www.counselling.or.kr/
수원시 자살예방센터 http://www.csp.or.kr/

전화상담 기관

한국자살예방협회 1588-9191
희망의 전화 국번없이 129
정신건강 HOTLINE 1577-0199
한국청소년상담원 국번없이 1388

부록 B

사용가능한 약물 목록

약물 성분(상품명)	통상적인 용량 범위	최대 용량	제형	매월 지출 비용
SSRIs				
플루옥세틴(푸로작)	20- 60mg	80mg	정제, 캡슐, 시럽	80-250 달러
서트랄린(졸로푸트)	50-200mg	200mg	정제, 시럽	80-200 달러
파록세틴(팍실, CR)	20- 75mg	60mg	정제, 시럽	100-200 달러
플루복사민(루복스)	100-300mg	75(CR)mg	정제	80-240 달러
시탈로프람(셀렉사)	20- 60mg	300mg	정제, 시럽	80-160 달러
에스시탈로프람(렉사프로)	10- 20mg	60mg 20mg	정제, 시럽	70-110 달러
TCAs				
클로미프라민(앤프라닐)	100-250mg	250mg	캡슐	60-150 달러
아미트립틸린(엘라빌)	150-300mg	300mg	정제	35-100 달러
독세핀(시네콴)	150-300mg	300mg	캡슐, 시럽	35- 80 달러
트리미프라민(서몬틸)	150-300mg	300mg	캡슐	80-280 달러
아목세핀(아센딘)	200-400mg	600mg	정제	100-200 달러
프로트립틸린(비박틸)	15- 60mg	60mg	정제	70-280 달러
데시프라민(노르프라민)	150-300mg	300mg	정제	65-135 달러
노르트립틸린(파멜라)	75-150mg	150mg	캡슐, 시럽	65-130 달러
이미프라민(토프라닐)	150-300mg	300mg	정제	60-120 달러
마프로틸린(루디오밀)	75-225mg	225mg	정제	30- 85 달러
MAOIs				
페넬진(나르딜)	45- 90mg	90mg	정제	50-100 달러
트라닐시프로민(파르네이트)	30- 60mg	60mg	정제	75-150 달러
기타 약물				
트라조돈(데시렐)	150-600mg	600mg	정제	45-180 달러
벤라팍신(이펙사, XR)	75-375mg	375mg	정제, 캡슐	60-260 달러
머타자핀(레메론)	15- 45mg	225(XR)mg	정제	80-125 달러
네파조돈(세르존)	300-600mg	45mg	정제	75-150 달러
부프로피온(웰부트린, SR)	300-450mg	600mg	정제	85-220 달러
둘로세틴(심발타)	20- 60mg	450mg 400(SR)mg 60mg	캡슐	95-200 달러

용어집

가성치매 : 노인 인구에서 발생하는 우울증은 인지능력에 영향을 주며 치매와 유사하게 보인다.

감정적 기억 : 감각 경험으로부터 유발되는 기억

경조증 : 경한 형태의 조증 증상

과각성 : 외부, 내부 자극에 주의가 높아져있는 상태

과도한 일반화 : 실제로는 같은 종류의 사건이 아님에도 특정한 사안에 대해 다른 일들과 동일하게 받아들이고 반응하는 것

과수면 : 각성을 유지하기 어려운 상태. 과도한 수면

과장 : 자신 또는 자신의 생각이 실제보다 더 우월하다고 생각하는 경향

관해 : 치료 6개월 이내에 정신질환의 모든 증상이 완전히 사라진 상태

기능적 : 명확한 신체적 또는 해부학적 원인 없이 나타나는 증상 또는 상태

기분부전 : 만성적이고 경한 수준으로 나타나는 우울 증상

기분안정제 : 우울증에서 조증으로 이행하는 것 같은 기분의 변화를 치료하고 예방하기 위해 사용되는 약물

기분장애 : 일차적으로 기분, 이차적으로 인지기능에 영향을 끼치는 정신질환

기저핵 : 세 종류의 신경 세포로 구성되어있는 뇌의 한 부분으로 운동을 조

절한다.

기질적(구조적) : 성격, 성격적 경향을 만들어 내는 생물정신적 구성

내장 : 보통 직감과 관련된 신체적 감각; 논리보다는 직관에 관여하는 느낌이나 생각

뇌간 : 수면, 식욕, 혈압, 체온 그리고 호흡을 조절하는 뇌의 한 부분

대사 : 혈중에서 약물이 분해(제거)되는 과정

무감각 : 외부 자극에 대해 저항하게 되는 심리적 과정. 과거 즐거움을 느꼈던 활동 에 대해 별로 흥미를 느끼지 못한다.

반감기 : 복용한 약물의 혈중 농도가 절반으로 감소하는데 걸리는 시간

반응 : 정신질환의 모든 증상이 사라진 것은 아니지만 최소한 50% 이상의 증상이 감소한 상태

반추 : 어떤 견해나 결정에 대해 강박적으로 생각하는 것

벤조디아제핀 : 진정, 항불안 효과를 나타내는 약물의 한 종류

변연계 : 감정, 짝짓기 그리고 감정과 감정적 사건에 대한 기억에 중요한 역할을 하는 뇌의 부분

불면증 : 잠들기가 어렵고, 한 밤중 또는 이른 새벽에 잠에서 깨는 것

비정형항정신병약물 : 2세대 항정신병약물로서 신경과적 부작용이 적고 기분을 안정시키는 효과를 같이 나타낸다.

사고중단 : 반복적인 사고를 억제하기 위해 사용되는 기술

산후 : 출산 후 일정 시간 안에 일어나는 사건. 보통 출산 후 4주 이내이다.

생리적 : 장기, 조직, 또는 세포와 같이 살아있는 존재의 기능과 활동에 관여하는 것

세로토닌 증후군 : 매우 드물지만 생명에 위협을 주는 증후군으로 체내에 세로토닌의 과도한 경우 직접적으로 신체에 영향을 준다.

순응 : 처방된 약을 복용하는 것 같은, 의학적 권고에 따르는 행동의 정도

스트레스 : 신체와 마음에 부정적 결과를 줄 수 있는 환경적 영향

신경구조 : 신경계통과 신경조직을 구성하는 구조

신경생리 : 신경계통의 생리 또는 기능 그리고 활동을 연구하는 과학의 한 분야

신경통 : 신경의 퇴행변성과 같은 비정상적인 상태에 의해 이차적으로 발생하는 통증

신경학적 : 뇌, 뇌간, 척수 그리고 말초 신경을 포함한 모든 신경계통에 관련한 것

신경학적 적응성 : 학습의 결과에 의해 신경이 자라고 변화하는 작용

신념체계 : 환경에 대한 지각과 반응에 영향을 주는 세상에 대한 마음의 표상

신체형 : 심리적 요인에 의해 발생되는 것으로 생각되는 신체 증상

악성 고혈압 : 혈압의 상승이 갑자기 그리고 빠르게 진행하며 두통을 포함하여 심한 증상이 동반된다.

악화 : 적극적인 치료를 받고 있는 도중에 정신질환의 증상이 다시 나타나는 것

알츠하이머병 : 뇌의 진행성 질환으로 기억과 추리능력과 같은 인지기능이 점진적으로 떨어진다.

애착관계 : 아이와 보호자 사이의 심리적 연결

양극성장애 우울증 : 양극성 장애의 경과 중 나타나는 우울증 삽화

양자연구 : 다른 가정으로 입양된 형제를 비교하여 유전적 영향과 환경적 영향을 통제하도록 고안된 연구

언어압박 : 계속해서 말을 하려는 욕구를 보이는 것이 특징이다.

역동적 : 환자의 대인관계, 발달과정, 그리고 치료자와의 전이적 관계에 초점을 맞춘 치료

역전이 : 실제 환자의 양상에 대한 반응이 아니라 치료자의 성격에 의해

만들어지는 환자에 대한 치료자의 태도와 행동.

우울증 : 사고, 기분 그리고 행동의 변화를 보이는 의학적 상태

위약 : 비활성의 물질로 복용했을 때 신체적인 효과는 전혀 없으며 심리적인 효과를 가질 수 있다.

유전자 : 특정 단백질 또는 다른 유전자를 조절하는 DNA 배열.

의존 : 일상적인 신체 기능을 유지하기 위해 약물에 의지하는 것

이중우울증 : 주요 우울증과 기분 부전장애가 같이 동반되어 나타나는 상태

일주기변화 : 하루 동안에 나타나는 기분의 변화

자동적사고 : 일상생활에서 일어나는 일에 대해 즉각적으로 떠오르는 생각. 우울증과 관련되어 나타나는 경우가 흔하다.

자율신경 : 호흡, 혈압, 심박동수, 체온, 수면, 식욕, 성욕 등과 같은 불수의적인 과정과 관련된 신경계

재경험 : 과거의 경험이 생생하게 회상되는 것으로 처음 경험했을 때와 같은 강도의 감정적 반응이 나타난다.

재발 : 완전한 회복 후에 정신질환의 증상들이 다시 나타나는 것으로 6개월 동안의 증상 소실 후에 나타나는 경우이다.

저항 : 무의식적으로 치료적 개입을 피하려는 경향(예, 약속 시간을 잊거나, 지각하거나 약물 복용을 잊는 것)

전이 : 과거 생활에서 중요한 인물(부모, 형제)과의 관계의 반복으로 생기는 치료자에 대한 무의식적인 감정과 태도

정신상태 : 인지기능 감정적 기능에 대한 간략한 기술

정신운동지체 : 우울증에서 흔히 나타나며, 거의 모든 행동이 저하된 상태를 말한다.

정신운동항진 : 과도한 행동 또는 끊임없음 움직임. 매우 불안한 상태, 조증 상태 또는 중독 상태에서 보일 수 있다.

정좌불능 : 가만히 있기 힘든 느낌. 이 때문에 끊임없이 움직이게 된다.

조증 : 빠른 사고, 수면 감소, 과도한 행동, 충동조절의 어려움과 함께 나타나는 기분의 항진을 특징으로 하는 상태

중단증후군 : 약물을 갑자기 중단했을 때 나타나는 신체적 증상

중독 : 신체적, 심리적 또는 사회적인 피해에도 불구하고 지속적으로 기분을 변화시키는 약물을 사용하는 것

지연성 운동장애 : 항정신병 약물 사용 시 상당한 시간이 지난 후 나타날 수 있다. 입, 혀 또는 입술에 특징적으로 나타나며 회복 되지 않는 경우가 흔하다. 그러나 최근에 나온 비정형항정신병약물에서는 드물게 나타난다.

추체외로 : 정지상태의 운동 기능을 조절하는 뇌의 부분

치료계획 : 환자와 의사가 정신질환의 치료를 위해 시행하기로 동의한 계획

통찰지향적 : 개인의 발달력 그리고 대인관계에 초점을 맞춘 정신치료의 한 형태

투사 : 자신의 무의식적인 생각과 느낌을 타인의 것으로 돌리는 것

투쟁 또는 회피 : 당면한 위협에 대한 반응으로 나타나는 신체 반응

파국적 사고 : 자동적 사고의 한 형태로, 주어진 상황에 대해 최악의 결과가 나올 것이라고 금방 단정지어 버리는 것

항불안제 : 주관적으로 느끼거나 객관적으로 관찰되는 불안을 경감시키는 약물

항전간제 : 간질을 조절하거나 예방하기 위한 약물

항정신병약물 : 환청, 망상 그리고 사고 장애와 같은 정신병적 증상을 치료하는 약물

홍수법 : 가능한 빠르게 불안의 최고 수준까지 노출 시키는 것

회복 : 정신질환의 성공적인 치료 후에 증상이 없는 상태가 6개월 이상 지속되는 경우

역 자 약 력

김 진

- 경희대학교 의과대학 졸업
- 국립서울정신병원 전공의 수료
- 현) 르네스병원 진료부장

- 한가족노인전문병원 병원장
- 온누리 병원 부원장

100문 100답

우 울 증

초판 인쇄일 • 2010년 7월 10일
초판 발행일 • 2010년 7월 20일

저　　자 • Ava T. Albrecht, MD
　　　　　 Charles Herrick, MD
역　　자 • 김　진
발 행 인 • 오 무 근
편　　집 • 이레아트
마 케 팅 • 임 진 만

도서출판 하나의학사
주　　소 • 서울시 종로구 홍파동 13-4 한솔빌딩 1층
등록번호 • 제 2-541호(1988. 4. 1)
전　　화 • (02)730-2555, 2556
팩　　스 • (02)730-2557
E-mail • hanampc@yahoo.co.kr

정가 15,000원

ISBN 978-89-92141-57-4-93510